PRÉCIS

DE

TECHNIQUE MICROSCOPIQUE

ET HISTOLOGIQUE

Travaux du Dr Mathias DUVAL

Manuel du microscope dans ses applications au diagnostic et à la clinique (en collaboration avec le Dr L. Lereboullet, professeur agrégé au Val-de-Grâce). Seconde édition. 1 vol. in-18, avec 110 fig. Paris, 1877.

Cours de physiologie, d'après l'enseignement du professeur Küss, troisième édition. Paris, 1876. 1 vol. in-18 jésus, de 660 pages, avec 160 figures, cart. Ouvrage traduit en anglais et en espagnol.

Recherches expérimentales sur l'inflammation. 1re partie, en collaboration avec le Dr Straus (*Gazette médicale de Strasbourg*. juillet 1870). — 2e partie (*Arch. de Physiologie normale et pathologique*, n^os de mars et mai 1872).

Note pour servir à l'étude de quelques papilles vasculaires (*Journ. de l'Anat. et de la Physiol.*, 1873).

Structure et usages de la rétine. Thèse d'agrégation. Paris, 1873.

Recherches sur l'origine réelle des nerfs crâniens (*Journal de l'Anat. et de la Physiologie*, 1876, 1877, 1878).

Recherches sur le sinus rhomboïdal et son développement (*Journ. de l'Anat. et de la Physiologie*, 1877).

Études sur l'origine de l'allantoïde (*Revue des sciences naturelles*, Montpellier, 1877, et brochure in-8 de 25 pages avec 2 planches. Paris, 1877).

Articles : Génération, Goût, Greffe épidermique, Histologie, Hypnotisme, Main, Mastication, Microscope, Muscle, Nerveux (système), Nutrition, Ouïe, Ovaire, Poumon, du *Nouveau Dictionnaire de médecine et de chirurgie pratiques.* Sous la direction du Dr Jaccoud.

Anatomie des centres nerveux, par le docteur Huguenin. Traduit par le D^r Th. Keller, et annoté par le Dr Mathias Duval. Paris, 1878, 1 vol. gr. in-8, 280 pages avec figures (sous presse).

3611-78   CORBEIL. TYP. ET STÉR. DE CRÉTÉ.

PRÉCIS

DE

TECHNIQUE MICROSCOPIQUE

ET HISTOLOGIQUE

OU

INTRODUCTION PRATIQUE A L'ANATOMIE GÉNÉRALE

PAR

Le Dr Mathias DUVAL

Professeur agrégé à la Faculté de médecine de Paris
Ex-directeur du Laboratoire d'histologie pratique
Professeur d'anatomie à l'École des beaux-arts, membre
de la Société de biologie.

Avec une introduction par le professeur Ch. ROBIN

ET 43 FIGURES INTERCALÉES DANS LE TEXTE

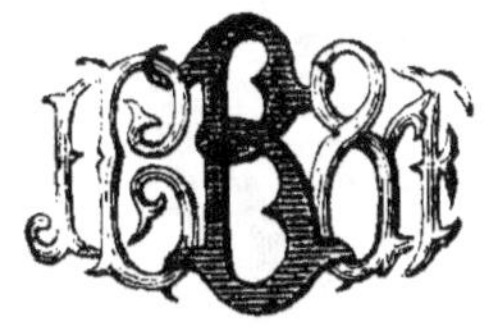

PARIS

LIBRAIRIE J.-B. BAILLIÈRE ET FILS

Rue Hautefeuille, 19, près du boulevard Saint-Germain

—

1878

INTRODUCTION

PAR M. LE PROFESSEUR CH. ROBIN

La technique est l'ensemble des procédés matériels d'un art.

Tandis que c'est la nature même des choses qu'envisage l'esprit humain quand il fait de la science, ce sont des objets matériels et leurs usages qu'il considère, lorsqu'il fait de la technique.

Dans le cas particulier de l'étude de l'anatomie générale, ce sont des agents mécaniques, physiques et chimiques que l'homme interpose à des éléments, des tissus, des tumeurs d'ordre organique, d'une part, et aux sens de l'observateur d'autre part, pour déceler la nature et les propriétés de ces tissus, de ces éléments anatomiques, etc.

La comparaison des résultats obtenus par l'opération, à laquelle la technique vient en aide, conduit ensuite à constituer la science.

On voit par là qu'il est aisé de distinguer la science des procédés dont elle use, les résultats obtenus des moyens qui les donnent, l'homme de science du technologiste qui fait sa spécialité de la recherche des agents de démonstration.

Cette distinction importe en raison de la confusion souvent faite entre ces deux choses, confusion que plus d'un intérêt conduit à répandre ; en effet, rien de plus facile que de devenir et rester simple technologiste sans être savant, sans saisir l'élévation et la portée des questions scientifiques, alors qu'en toutes les branches de la biologie et de la médecine, on ne peut devenir homme de science sans commencer par se rendre familier avec la mise en œuvre des procédés de la technique anatomique, qu'elle use ou non des instruments grossissants.

Notons en outre que, par la généralisation qui découle de la comparaison des faits observés, les savants arrivent à la coordination et au classement de ces faits, aussi bien en anatomie

générale et descriptive qu'en zoologie et en bo-
tanique. Par l'expression, la traduction en termes propres des données ainsi acquises et sys-
tématisées, le classement entraîne l'art des
nomenclatures, autre forme de la technologie,
celle des signes écrits et figurés.

Ici encore il est facile de saisir quelles sont
les voies à suivre pour faire faire un progrès réel
à la science par la détermination de dispositions
anatomiques jusque-là inconnues ou d'usages
physiologiques encore ignorés dans certains cas.

Il ne devient pas moins facile de distinguer
celui qui a suscité ce progrès de ceux qui
s'attribuent les découvertes des autres en donnant des noms nouveaux aux choses connues
dont ils croient pouvoir ainsi changer la nature ; de ceux qui cherchent à ne laisser ac-
cepter que ce qui est présenté sous les mots
nouveaux à demi techniques, à demi métaphy-
siques de leur invention, dénominations avec
lesquelles ils ont la prétention d'exprimer à la
fois la cause des dispositions organiques et la
nature des objets. Chercher à couper le fil de
l'histoire par la création de nomenclatures, qui
n'ont d'appui que dans l'hypothèse dont il s'a-
girait précisément de démontrer la validité,

est devenu un art entre les mains de quelques
micrographes. Mais supprimer les formes logi-
ques et historiques de l'expression des faits connus, pour y substituer une terminologie quelconque ne constitue pas la science et ne fait pas
un savant de l'inventeur des mots nouveaux.

Sous ces divers rapports, ce *Précis de technique microscopique* sera un guide sûr, qui permettra à ceux qui débutent dans cet ordre
d'études de voir nettement le but vers lequel
elles conduisent et quelles sont les voies les
plus courtes à suivre pour acquérir des connaissances aujourd'hui indispensables à la pratique de la médecine.

Pour aborder les recherches histologiques et
arriver à juger par eux-mêmes de l'importance
qu'elles peuvent avoir, les commençants devront, comme pour toute autre science, consacrer
quelques jours à l'étude des livres ou à l'audi-
tion des cours traitant de ces matières. Certains
des sujets qui s'y trouvent traités, tels que l'é-
tude du sang et d'autres humeurs et de leurs
altérations, l'étude des muscles, des nerfs, des
glandes, des épithéliums. etc., ainsi que celle
des produits morbides qui en dérivent, seront
ensuite comparés aux mêmes sujets exposés,

soit dans les ouvrages de ceux mêmes qui les détournent directement ou non de ces études, soit dans les livres publiés avant le développement et cet ordre de connaissances.

Ils chercheront ensuite à vérifier l'exactitude des données de l'observation proprement dite faite à l'aide du microscope, en allant du livre à l'instrument et de l'instrument au livre alternativement.

Ils apprendront bientôt ainsi à distinguer le fait observable des interprétations qui ont pu en être données ; car naturellement, ici comme dans toutes les autres sciences, ces interprétations ont varié, non-seulement avec l'étendue de nos connaissances, mais encore avec la nature des esprits qui les ont émises, ainsi qu'avec la nature de l'éducation scientifique antérieure qu'ils avaient reçue. Nul ne tardera longtemps à voir dans quelle erreur tombent ceux qui repoussent un ordre de connaissances, non-seulement saisissantes, mais importantes aussi à posséder pour la pratique médicale de chaque jour.

Il ne faut pas laisser ignorer non plus aux commençants la nécessité pour cet ordre d'observations et d'applications pratiques d'une éducation graduelle de l'œil et de la main et de

a.

l'habitude du maniement des réactifs chimiques. Rien de plus important pour le médecin que cette éducation qui est toute à faire pour lui au début de ses études ; car l'instruction universitaire nous conduit jusqu'à la fin sans s'occuper de l'éducation des sens et en laissant entre elle et celle de l'intelligence la plus grande disparate qui se puisse concevoir. Aussi rien de plus commun que de voir les étudiants arrêtés dans la mise en œuvre ou la démonstration des meilleures conceptions scientifiques par l'impossibilité où ils se trouvent d'arriver soit à l'exécution matérielle des dissections ordinaires ou microscopiques, soit à la représentation des objets par le dessin, etc. ; et cela uniquement faute d'avoir, dès le début de leurs études, pris l'habitude du maniement des instruments qu'elles exigent et faute de s'être accoutumés à subir, sans découragement, des échecs dans plus d'un essai avant de réussir une observation ou une expérience.

Rappelons qu'indépendamment de cette éducation de l'œil et de la main qui mène à constater le fait, il faut plus encore pour observer, toute observation comme toute expérience exigeant une succession de comparaisons qui donnent la raison des choses constatées par la simple contemplation. Cela est surtout vrai pour les ob= servations microscopiques qui toutes impliquent cette comparaison d'une manière incessante.

A ces divers points de vue, les commençants ne devront pas oublier d'examiner la manière dont les esprits les plus éclairés, en dehors des connaissances scientifiques, et les mieux disposés envers la science en général comprennent l'ordre d'utilité de celle-ci ; ils seront alors frappés de voir combien l'instruction commune nous laisse ignorer la nature réelle de cette utilité ; combien elle nous fait peu comprendre et l'influence de la méthode de chaque science sur les règles qui dirigent dans l'étude de toute autre, et la nécessité de ces notions pour que les applications des données scientifiques à nos besoins, à la pratique, selon l'expression reçue, marchent de pair avec leurs progrès. Or, parmi les médecins, qui ont repoussé l'étude des sciences comme n'étant qu'un accessoire ou qu'une question de satisfaction personnelle, pour cultiver plus exclusivement le côté empi- rique de la clinique médicale, il en est beau- coup qui en sont restés à ne pouvoir porter leurs appréciations, à cet égard, à un niveau plus élevé que ne le fait le plus grand nombre de ceux qui ont adopté une autre profession.

Aussi, quelque singulière qu'au premier abord cette recommandation puisse paraître de nos jours, les étudiants ne devront pas hésiter à aborder l'étude des questions de doctrine que l'anatomie générale vient souvent toucher, lorsque, familiers avec la description des éléments, des tissus, etc., avec les applications de ces connaissances, ils seront conduits jusqu'à ces questions par la comparaison entre eux des résultats qu'elles donnent : ils verront alors quelle est l'impulsion imprimée par la biologie aux progrès généraux de l'esprit scientifique.

Il est important encore d'être prémuni contre une idée fausse que propagent l'esprit de routine et ceux qui parlent de l'histologie sans avoir fait les observations qu'exige son étude. De ce qu'il est aujourd'hui reconnu que l'anatomie se divise en six sections fondamentales, dont une moitié est restée longtemps hors de l'enseignement officiel, il ne faudrait pas en conclure avec quelques auteurs que ce fait rend plus longue et plus difficile l'étude de cette partie fondamentale des connaissances médicales. L'anatomie générale, en effet, simplifie beaucoup l'anatomie descriptive, sur laquelle s'accumulent encore des données disparates qui ne sont pas de son domaine. Elle n'abrége pas moins nos études physiologiques, car tout plan bien fait d'anatomie entraîne les divisions correspondantes dans la physiologie normale et pathologique, dans l'anatomie pathologique *à fortiori*.

Quant à l'étude de la manière dont les tissus morbides proviennent originellement de tel ou tel tissu normal et dont se produisent peu à peu les si nombreuses modifications séniles ou accidentelles de ces derniers ; quant à celle aussi de la manière dont évoluent, à partir de leur origine, toutes ces formations pour présenter tels ou tels caractères susceptibles d'être bien déterminés à telles et telles phases de cette évolution, le microscope a fourni, à cet égard et à bien d'autres, un ensemble de documents dont l'authenticité est vérifiée tous les jours. Et cet ensemble de résultats incontestables est si considérable que ceux qui accusent la vanité des prétentions de l'anatomie générale ne semblent pas se douter de leur existence ; et, de fait, la plupart de ces résultats sont assez inattendus, assez différents de ce que l'on supposait être, pour qu'il soit aujourd'hui impossible à qui a toujours dédaigné de mettre la main à l'œuvre, d'en saisir l'esprit et d'en comprendre la valeur; car, il faut le répéter, il ne s'agit plus simplement de modifier quelque peu ce qui était autrefois supposé, mais bien de substituer, sur plusieurs points, un ensemble de notions neuves et démontrables, surgissant de faits jusque-là non soupçonnés, à des interprétations basées sur des suppositions arbitraires.

Guidé par ces principes de l'anatomie générale, celui qui est devenu familier avec les procédés voulus et dont traite ce *Précis*, peut arriver, sans grandes difficultés dans chaque cas, à dire de chaque tumeur, par exemple, de quel tissu elle dérive, de quel tissu elle représente une maladie, quel est spécialement l'élément de ce tissu dont l'hypergenèse a amené sa formation. Le nom de cet élément ou de ce tissu entraîne naturellement une désignation correspondante pour la tumeur qui est une représentation morbide de ceux-ci, qui en est un dérivé accidentel. L'anatomie générale élimine par suite, pour les produits morbides, toutes les dénominations arbitraires, et presque toujours ridicules, qui sont tirées de l'aspect

extérieur de ces produits et non de leur nature
organique, de leur provenance histologique.
Elle fait disparaître la tendance à croire qu'il
n'y a dans toutes ces études qu'un faux semblant
de science destiné à faire illusion à ceux qui
n'observent pas, tendance qu'encouragent ceux
qui, par des raisons inutiles à rechercher, mé-
connaissent les principes exposés dans le premier chapitre de ce *Précis* et cherchent à faire
croire qu'on ne peut arriver à aucune détermination rigoureuse sur ces questions.

En résumé l'anatomie générale ne constitue
pas un simple complément des cours d'anatomie
descriptive normale et pathologique, elle apporte
tout un ordre de notions nouvelles répondant
aux exigences de la pratique médicale de tous
les jours et qui se rangent à côté des connaissances qui découlent des autres branches de l'a-
natomie. Leurs applications à cet art équivalent
au moins à celles qui ressortent de l'anatomie
descriptive. En effet, celle-ci est indispensable
au chirurgien pour la pratique des opérations,
et au médecin pour la délimitation des viscères
dont il a souvent à apprécier les changements de
forme, de volume et de rapports ; mais elle n'est
qu'accessoire pour la solution de toutes les ques-

tions qui concernent l'origine, la nature intime et les changements évolutifs des lésions qu'il faut diagnostiquer et traiter par les moyens soit internes, soit chirurgicaux. Or, c'est l'histologie qui résout par une série d'observations logiquement enchaînées, et non par des hypothèses, ces problèmes fondamentaux à l'élucidation desquels le diagnostic et le traitement sont subordonnés. C'est elle qui guide le médecin dans la distinction des maladies qui sont locales et de celles qui sont générales, qui lui fait reconnaître si elles ont pour point de départ un trouble survenu dans les solides ou un changement de composition des humeurs, qui lui fait enfin adopter un traitement de même ordre lorsque des lésions sont analogues.

Il n'est donc pas de division de la biologie dont le sujet et le but soient plus nettement indiqués que ceux de l'anatomie générale; il n'y en a pas par suite dont la pratique exige plus que celle-ci un guide qui soit consacré spécialement à son étude.

Il y avait là une véritable lacune que la publication du *Précis* de M. Mathias Duval vient combler, on ne peut plus utilement.

Ch. ROBIN,

Membre de l'Institut (Académie des sciences).

PRÉFACE

Ce petit volume n'est autre chose que la mise
en ordre systématique des notes qui nous ont
servi à l'époque où nous remplissions les fonctions de directeur du *Laboratoire d'histologie
pratique*, à la Faculté de médecine. Chargé alors
de rédiger les articles *Histologie* et *Microscope*
du Nouveau Dictionnaire de médecine et de chirurgie pratiques, nous avons une première fois
réuni sous une forme didactique les éléments
de notre enseignement journalier. Les appréciations bienveillantes dont ces articles ont été
l'objet nous décident aujourd'hui à les publier
sous une forme plus pratique, et à les présenter
comme *manuel* au médecin et à l'étudiant qui

veulent se familiariser avec l'emploi du microscope et l'étude de l'anatomie générale.

Ces quelques mots sur l'origine et la pensée
première du livre disent assez quel est son but.
Nous devons encore ajouter quelques considérations sur les développements particuliers qu'il
renferme, et quelques indications propres à en
faciliter l'usage au lecteur.

Les progrès de la technique sont si rapides
que chaque année apporte son large contingent
de procédés nouveaux : désireux de nous tenir
au courant de ces progrès et de contribuer à
leur vulgarisation, nous ne nous sommes cependant arrêté à l'exposé détaillé que des procédés
dont nous avions nous-même constaté la valeur
et dont l'usage peut être appliqué à un certain
nombre de recherches : les procédés tout à fait
spéciaux, sans applications générales, ne sauraient être utiles au débutant, et si nous les indiquons parfois, c'est seulement pour renvoyer
le lecteur aux mémoires originaux dont nous
avons eu soin de dresser une liste aussi complète
que possible dans une série d'index bibliogra-
phiques. Parmi les réactifs dont l'étude n'avait

trouvé qu'une place secondaire dans les deux articles dont ce manuel est le développement, et qui méritent aujourd'hui d'être rangés parmi les réactifs les plus précieux dont dispose l'histologiste, nous attirerons surtout l'attention du lecteur sur l'*acide osmique*, qui sert à la fois, et avec d'incomparables avantages, à colorer les tissus, à les durcir, et même à les préparer pour la dissociation.

Quoique devant tendre uniquement vers un but pratique, il était impossible de donner ici la description du *microscope*, sans rappeler l'histoire de son invention (microscope composé) : un instrument complexe est d'autant mieux compris, qu'on assiste aux diverses phases de son perfectionnement. — De même quand on parle de technique et de méthode, il est bon de savoir quel est, d'une manière générale, le but à atteindre par l'emploi de ces méthodes et de cette technique ; c'est pourquoi il était nécessaire de présenter ici quelques considérations sur l'anatomie générale, sur la classification des tissus, sur les notions de structure et de texture ; mais au lieu d'accumuler ces vues générales en

un seul long chapitre, dont le moindre inconvénient eût été de n'être pas lu par le débutant,
nous les avons successivement distribuées, pour
ainsi dire à doses fractionnées, au début des articles avec lesquels elles ont le plus de rapports,
faisant précéder par exemple l'étude du microscope de considérations sur l'anatomie générale
et l'anatomie microscopique proprement dite,
ou bien plaçant en tête de l'étude des moyens de
dissociations et de l'étude des réactifs, d'une
part des notions importantes sur la structure et
la texture, d'autre part des considérations générales sur l'étude expérimentale des tissus et des
éléments anatomiques. — Pour une raison semblable nous avons divisé les *indications biblio-
graphiques* en quatre séries, dont l'une se
rapporte à l'histoire de l'anatomie générale
(pag. 15), la seconde à tout ce qui a trait au
microscope lui-même (pag. 79) ; la troisième aux
appareils annexes du microscope (pag. 137) ; et la
quatrième à l'emploi des réactifs (pag. 255).

En énumérant ces subdivisions de la bibliographie, nous venons d'indiquer en même temps
celles de livre lui-même : après quelques pages

consacrées à fixer le lecteur sur la portée de l'anatomie générale et sur la valeur réelle de l'histologie, nous étudions successivement :
1° le microscope et ses appareils annexes;
2° les procédés de manipulations histologiques. Ces procédés sont passés en revue d'une manière générale, envisagés en eux-mêmes et non pas dans l'ordre des tissus auxquels ils peuvent être appliqués; suivre ce dernier ordre eût entraîné à des longueurs et des répétitions inévitables. Cependant, pour fixer les idées par l'exposé de quelques types de procédés ou plutôt de séries de procédés appliqués à un objet donné, nous avons réuni dans un dernier chapitre les indications techniques se rapportant à des recherches spéciales avec lesquelles nous étions plus particulièrement familiarisés.

Un traité technique peut être utilisé de deux manières bien distinctes :

Ou bien celui qui étudie l'histologie, se proposant d'employer sur tel tissu un réactif qu'il sait propre à cette étude, désire être fixé sur le mode précis selon lequel il doit procéder (dose, durée de l'action, etc.); dans ce cas la table alphabétique renvoie le lecteur aux divers paragraphes propres à lui donner les renseignements nécessaires ;

Ou bien le débutant désire se familiariser avec l'emploi des instruments et des réactifs avant de les appliquer à une recherche spéciale : si cette étude doit être faite par lui d'une manière pratique, et elle ne sera vraiment profitable qu'à cette condition, nous lui donnerons le conseil de suivre dans cet apprentissage l'ordre suivant, qui n'est pas exactement celui du livre, les connexions qui résultent de la nature même des choses nous ayant contraint de placer parfois tout au début l'exposé de moyens de recherche qui ne doivent préoccuper l'étudiant qu'après qu'il se sera familiarisé avec des manipulations plus élémentaires. Ainsi le débutant devra d'abord lire tout ce qui a trait au microscope et à son maniement ; il se portera alors aux chapitres qui traitent de la conservation des préparations, car rien ne sera plus propre à donner de l'attrait à ses exercices, que le fait d'être à même de pouvoir conserver les préparations, qu'il apprendra alors seulement à faire en étu-

diant les chapitres qui traitent des réactifs ; enfin
ce ne sera qu'en dernier lieu qu'il devra s'occuper de l'étude des appareils annexes du microscope, lesquels se rapportent, du moins pour
quelques-uns, à des recherches spéciales, comme
par exemple les appareils pour la numération
des globules du sang.

Nous devions donner ici ces quelques indications, pour ne rien négliger de ce qui peut
servir de guide au débutant : faciliter l'usage
de ce précis, tel est le but de ces quelques lignes
de préface, comme faciliter l'emploi du microscope et les études d'anatomie générale est le
but de ce précis lui-même.

MATHIAS DUVAL.

CONSIDÉRATIONS GÉNÉRALES

Anatomie générale (systèmes, tissus, éléments anatomiques). — Histologie. — Anatomie microscopique. — Importance des études microscopiques.

L'anatomie, qu'elle soit *descriptive* ou *topographique*, s'occupe de l'étude des organes, de leur forme, de leurs rapports et de leurs connexions. Mais ces organes sont composés de parties distinctes, de matériaux divers; et, en étudiant la langue ou l'estomac, le traité d'anatomie descriptive même le plus élémentaire est amené à distinguer dans la langue une membrane muqueuse, une ou plusieurs couches musculaires ; dans l'estomac, une membrane muqueuse, une ou plusieurs couches musculaires, une enveloppe séreuse ; de même, en passant à l'étude de la vessie, on retrouve une membrane muqueuse, une tunique musculaire, une enveloppe séreuse. Déterminer quels sont les rapports qui existent entre ces muqueuses linguale, stomacale, vési-

cale, entre ces musculatures linguale, stomacale, vésicale, etc., tel est l'objet de l'anatomie
générale ; ainsi que les exemples que nous venons de choisir le font assez comprendre, cette
branche de l'anatomie embrasse dans une étude
générale les *parties similaires* qu'on rencontre
dans divers organes, c'est-à-dire qu'elle étudie,
sous le nom de *systèmes*, les différents *tissus* indépendamment des organes qu'ils forment : ainsi
les tuniques contractiles des viscères sont formées de *tissu musculaire lisse ;* l'ensemble de
ces tissus musculaires lisses constitue le *système
des muscles lisses :* on a de même le *système mu-
queux*, et, en considérant les appareils de la vie
de relation, le *système osseux*, le *système des
muscles striés*, etc., etc.

C'est à Bichat que nous devons la conception
de l'*anatomie générale.*

Aujourd'hui quelques auteurs paraissent considérer comme synonymes les expressions d'*a-
natomie générale* et d'*histologie :* nous devons
fournir à ce sujet quelques explications très-
simples, montrant qu'en somme l'*histologie* n'est
qu'une des branches de l'anatomie générale, laquelle, par l'emploi de moyens de recherche
très-perfectionnés dans le courant de ce siècle,

a pénétré dans l'analyse des tissus jusqu'à l'étude des éléments anatomiques qui les composent.

Le mot *histologie*, d'après son étymologie (ἱστός, λόγος), s'applique à l'*étude des tissus*. Or, comme l'étude d'un tissu comporte non-seulement l'analyse des modes selon lesquels s'associent et se combinent les divers *éléments* qui le composent, mais encore l'étude de ces *éléments* eux-mêmes, de leur nature, de leur constitution, de leur origine, on en est arrivé peu à peu à faire du mot *histologie* le synonyme d'*anatomie générale*. Cependant cette dernière expression a une signification bien autrement étendue, car, outre que l'*anatomie générale* considère surtout les *parties similaires* pour en constituer des *systèmes*, elle étudie encore les *principes immédiats* qui entrent dans la composition de la substance organisée, les *éléments anatomiques* amorphes ou figurés, les *humeurs* et enfin les *tissus* proprement dits. Ch. Robin s'est particulièrement attaché à définir exactement les limites de chacune de ces subdivisions de l'anatomie générale, et a donné les noms de *stœchiologie* à l'étude des principes immédiats, d'*élémentologie* à celle des éléments anatomiques, d'*hygrologie* à celle des humeurs, d'*histologie* proprement dite à l'étude des tissus, et enfin d'*homœomérologie* à celle des systèmes ou parties similaires formées d'un même tissu. — Nous conformant à l'usage qui semble prévaloir, nous comprendrons sous le nom d'*histologie* l'étude des tissus et celle de leurs éléments anatomiques.

Le principal moyen d'étude employé en histologie est le *microscope :* cet instrument nous permet de voir les éléments anatomiques qui sont tous ou, du moins, presque tous de dimensions trop petites pour être perceptibles à l'œil nu. Aussi l'importance du microscope a-t-elle paru si grande que quelques auteurs ont été tentés de substituer au mot *histologie* l'expression d'*anatomie microscopique*. C'est là un abus de mots : c'est méconnaître toute une méthode scientifique. Le microscope est, sans doute, aujourd'hui le principal mode d'investigation mis en usage par les histologistes, mais il n'est pas le seul : les réactions chimiques, les études générales sur les propriétés physiques, sur le développement, sur les transformations des tissus, sont aussi essentielles à l'histologie que l'examen microscopique. L'invention du microscope n'a pas eu pour conséquence immédiate et néces-

saire l'inauguration des études histologiques ;
bien plus, l'anatomie générale a été créée en
dehors de toute étude microscopique. Alors seulement le microscope a été appelé à lui prêter
son aide, d'une manière d'abord relativement
accessoire, puis de plus en plus prépondérante.
C'est ce que va nous montrer une rapide revue
historique.

L'invention du microscope composé remonte
à la fin du seizième siècle. Il est difficile de bien
déterminer à qui en revient l'honneur, que se
disputent les Hollandais, les Anglais et les Ita-
liens. Toujours est-il qu'au milieu du dix-sep-
tième siècle de nombreux naturalistes avaient
entre les mains ce précieux moyen d'investigation. Les noms de Malpighi et de Leeuwenhœck
suffisent pour caractériser cette époque, si riche
de découvertes, où les savants se rencontraient
étonnés devant les merveilles des infiniment
petits. Mais ces merveilles elles-mêmes n'étaient
le plus souvent regardées que comme de simples
curiosités, et leur étude n'était point cultivée
comme une branche nouvelle de la science.
L'idée d'une étude générale des tissus et des
éléments était si étrangère aux anatomistes de
l'époque, qu'à part les travaux de Malpighi sur

les tissus végétaux, on ne songeait nullement
à rattacher les unes aux autres les notions nouvelles acquises sur l'existence et la nature d'objets d'un ordre tout nouveau. Parfois même
l'existence de ces infiniment petits ou leur importance anatomique et physiologique était
méconnue par les esprits les plus éminents.
Pour montrer combien longtemps les découvertes microscopiques ont été considérées avec cet
esprit de pure curiosité, et souvent même de
défiance, il nous suffira de rappeler qu'en 1817
des physiologistes déclaraient ne voir que des
bulles d'air dans les globules du sang, que Lœu-
wenhœck avait découverts un siècle et demi auparavant, en 1673.

D'autre part, les dissections attentives et mi-
nutieuses avaient dû nécessairement amener les
anatomistes à faire surgir, de l'étude détaillée
de toutes les parties qui constituent le corps,
une idée plus générale, une conception plus
vaste réunissant sous un titre commun les masses constituantes d'aspect semblable. Reconnaître que les muscles, les os, les nerfs, etc.,
conservent toujours à peu près les mêmes propriétés physiques et chimiques, les mêmes caractères essentiels, quel que soit l'organe à la

composition duquel ils prennent part, c'était déjà pressentir l'anatomie générale, les systèmes musculaire, osseux, nerveux, etc. Au milieu du seizième siècle, un grand anatomiste italien, Fallope, était même allé plus loin, et il avait considéré comme parties similaires les os, les cartilages, les nerfs, les tendons, les aponévroses, la graisse, la moelle des os, etc.

Mais il faut arriver jusqu'à notre grand Bichat pour voir naître la *science des tissus*. A l'aide de dissections comparées, d'observations physiologiques et pathologiques, à l'aide d'expériences sur les propriétés physiques et chimiques des *tissus*, Bichat fonda l'*Anatomie générale*. Faute de faire usage de moyens d'investigation qui lui permissent de décomposer les tissus en leurs éléments constituants, Bichat dut se borner à étudier ces tissus comme des *unités anatomiques*, et, tant que le microscope ne fut pas appelé à en pénétrer la constitution intime, c'est à cela que se borna l'anatomie générale, avec les continuateurs de Bichat, parmi lesquels nous ne citerons que Chaussier, Cloquet, Meckel et P. A. Béclard.

Cependant le microscope avait été perfectionné et se présentait désormais non plus comme un moyen de recherches curieuses, mais comme un instrument d'investigations scientifiques. La *fibre élémentaire* devenait visible, la *cellule* nous était révélée et l'étude des tissus se complétait par l'étude de leurs éléments, par ce qu'on appellerait aujourd'hui leur *mérologie*. Dès 1839, Schwann, dans un petit ouvrage qui fut à l'anatomie générale de Bichat ce que celle-ci avait été aux tentatives de ses prédécesseurs, Schwann nous montrait que, si un même tissu se présente toujours sous le même aspect dans les différentes parties de l'organisme, cette uniformité de nature tient à une uniformité de composition ; que les tissus présentent des éléments constituants, les uns sous forme de fibre, les autres sous forme de cellule ; que l'étude de la nature, du mode d'association, du degré de développement de ces éléments nous donne la clef des différences caractéristiques des tissus et des différents aspects d'un même tissu, selon l'espèce, l'âge et l'état plus ou moins physiologique de l'animal auquel il est emprunté. De ce jour, l'*histologie* est fondée, telle que nous la concevons aujourd'hui, et peut être définie : *l'anatomie générale aidée du microscope.*

Avec l'aide du microscope, non-seulement l'histologie forma une science bien définie, mais elle put singulièrement simplifier les classifications dont l'anatomie générale tendait à multiplier les subdivisions. Bichat n'admettait pas moins de vingt et un tissus, confondant, jusqu'à un certain point, des notions qu'aujourd'hui nous définissons avec plus de netteté sous les noms d'*étude des tissus* et d'*étude des systèmes*. Il avait le tissu cellulaire, le tissu nerveux de la vie animale, le tissu nerveux de la vie organique, le tissu des artères, le tissu des veines, le tissu des vaisseaux exhalants, le tissu des glandes lymphatiques, le tissu des os, le tissu de la moelle des os, les cartilages, le tissu fibreux, le tissu musculaire, etc. Nous savons aujourd'hui que, s'il y a à étudier un système artériel et un système veineux, on ne peut, en histologie générale, étudier comme des tissus particuliers les parois de ces divers vaisseaux, qui nous présentent une réunion, en proportions variables, des tissus simples, tels que l'élastique, le cellulaire et le musculaire. — Aux vingt et un tissus de Bichat les histologistes allemands tendent aujourd'hui à substituer une division très-simple, basée, d'une part, sur la nature et la disposition des cellules, ou de leurs dérivés, qui sont considérées comme l'élément caractéristique, et, d'autre part, sur la présence ou l'absence et les variétés de la substance interposée entre les cellules (substance intercellulaire). On aurait ainsi quatre groupes de tissus : 1° cellules isolées et nageant dans un liquide (sang, lymphe, pus, etc.) ; 2° cellules juxtaposées ou séparées par une quantité insignifiante de substance interposée (épithéliums) ; 3° tissus formés de cellules disséminées en plus ou moins grand nombre dans une substance fondamentale le plus souvent solide, tantôt hyaline, tantôt fibrillaire (tissus cellulaire, fibreux, cartilagineux, osseux, réunis sous le nom commun de tissus de *substance conjonctive*) ; 4° tissus formés par des cellules transformées, le plus souvent soudées sous forme de fibres ou de tubes (tissu musculaire, tissu nerveux).

Il faut reconnaître que cette classification, séduisante par sa simplicité, est entièrement artificielle ; qu'elle a pour base de pures hypothèses sur la nature et sur le mode de formation des éléments, hypothèses que les recherches plus récentes viennent contredire à tout instant.

Aussi quelques histologistes, n'insistant que très-légèrement sur une classification générale, se sont surtout attachés à suivre dans leur étude les divisions de l'anatomie descriptive, en exposant successivement la composition microscopique des différents systèmes et organes du corps. C'est là un des caractères de l'œuvre de Kölliker.

Du reste, bien d'autres reproches peuvent être faits à la classification que nous avons indiquée plus haut et qui est à près celle de Schwann et celle de Frey. Est-il bien rationnel de placer le sang, la lymphe et les divers liquides de l'économie à côté du cartilage et du muscle? Sans nous poser ici cette question si souvent discutée et que nous n'aurions, du reste, au point de vue purement microscopique, aucune répugnance à voir résoudre par l'affirmative, à savoir si *le sang est un tissu*, il nous semble que l'étude des différentes humeurs de l'organisme, caractérisées souvent bien plus par les propriétés de leur partie liquide que par la présence de cellules ou de débris cellulaires, il nous semble que cette étude forme une branche assez importante pour mériter des considérations toutes spéciales et une place à part. C'est une des gloires de l'école française et, en particulier, de Ch. Robin que d'avoir bien compris l'importance de ce point de vue et d'avoir poursuivi, sous le nom d'*hygrologie*, l'étude des humeurs normales et morbides du corps de l'homme. Ici ce ne sont plus les éléments anatomiques figurés, mais les *principes immédiats* qui servent de base à la classification, principes immédiats divisés en trois classes, dont la première comprend les principes immédiats cristallisables ou volatils d'origine minérale; la seconde, les principes cristallisables ou volatils se formant dans l'organisme même et en sortant directement ou indirectement comme corps excrémentitiels; et enfin la troisième comprend les principes non cristallisables, mais coagulables, se formant dans l'organisme et s'y détruisant pour produire les précédents. Nous ne pouvons que renvoyer le lecteur aux *Leçons sur les humeurs* de Ch. Robin : c'est là qu'il se convaincra de la haute importance de ces considérations et qu'il comprendra que l'étude des liquides de l'organisme forme plus qu'une subdivision secondaire de l'histologie : elle constitue une branche aussi importante que l'étude des tissus eux-mêmes.

Nous ne saurions nous étendre plus longuement sur ces considérations générales; ce que nous avons dit suffit pour donner une idée exacte de ce qu'est l'*anatomie générale*, de ce qu'est l'*histologie*, et enfin de ce que le *microscope* est à l'étude de l'*histologie*. La valeur des recherches microscopiques, ainsi que l'ont montré les considérations historiques précédentes, a été longtemps méconnue. Notre intention ne saurait être de présenter ici un plaidoyer en faveur de ces études; d'une part, nous préférons laisser les faits parler d'eux-mêmes, c'est-à-dire, en décrivant, dans la suite de ce petit livre, les divers procédés employés dans les recherches microscopiques, indiquer les principales découvertes auxquelles ces recherches ont donné lieu ; d'autre part, entreprendre un pareil plaidoyer, ce serait s'attacher à défendre une cause qui n'est plus guère attaquée aujourd'hui.

Il est en effet dès maintenant impossible, aux esprits même les plus prévenus, de se refuser à reconnaître l'importance capitale de ces études dans toutes les branches des sciences médicales :

En anatomie, plus de notions précises sur les tissus et les éléments, sur la structure et la texture des organes, sans l'usage du microscope ;

En embryologie et en physiologie, nous ne connaîtrions sans lui, ni le développement de la plupart des systèmes et entre autres du système nerveux, ni la circulation capillaire, ni les connexions des nerfs avec leurs centres et avec les organes terminaux, ni la nature des épithéliums, et en particulier des épithéliums vibratiles, ni les mouvements amiboïdes, etc. ;

En pathologie, outre la question encore controversée de la nature des tumeurs, nous n'aurions, sans études microscopiques, que les notions les plus vagues sur les affections parasitaires en général, et sur une foule de formes pathologiques, telles que la leucocythémie, la dégénérescence amyloïde, l'athérome, les anévrysmes miliaires, etc. ;

Dans beaucoup de maladies rangées parmi les névroses et considérées, il y a quelques années à peine, comme indépendantes de toute altération matérielle, les études microscopiques ont fait découvrir l'existence de lésions qui avaient échappé jusqu'ici aux investigations les plus attentives des anatomo-pathologistes;

En clinique et en médecine légale, nous concevons à peine aujourd'hui combien nous nous trouverions désarmés, sans l'examen microscopique, dans tous les cas qui nécessitent l'examen du sperme, du sang, des urines, du pus, etc.

Bibliographie générale et historique. — FALLOPII, Lectiones de partibus similaribus liber singularis. Francfort, 1667.

BICHAT (X.), Anatomie générale. Paris, 1801.

RUDOLPHI (K. A.), Programma de humani corporis partibus similaribus. 1809.

HEUSINGER, System der Histologie. Eisenach, 1822.

BÉCLARD (P. A.), Éléments d'anatomie générale. Paris, 1823.

BÉCLARD (P. A.), Éléments d'anatomie générale ou description de tous les genres d'organes qui composent le corps. Paris, 1827.

SCHWANN, Mikroskopische Untersuchungen über die Uebereinstimmung in der Structur und dem Wachstum der Thiere und Pflanzen. Berlin, 1839.

LACAUCHIE (A. F.), Études hydrotomiques et micrographiques. Paris, 1844.

MANDL (L.), Manuel d'anatomie générale. Paris, 1843. (Voir dans cet ouvrage la bibliographie complète des ouvrages plus anciens.)

SAUREL (S.), De l'influence des travaux microscopiques sur la connaissance et le traitement des maladies chirurgicales. Thèse d'agrég. Montpellier, 1857.

MICHEL (M.). Du microscope. De ses applications à l'anatomie pathologique. Paris, 1857.

GIUDICI (V.), Il microscopio e sue applicazioni agli studi medici. Milano, in-8°, 1868.

ROBIN (Ch.), Leçons sur les humeurs normales et morbides du corps de l'homme. 2e édition. Paris, 1874.

AUDHOUI (N.), De l'Influence des études histologiques sur la connaissance des maladies du système nerveux (Thèse de concours. Paris, 1875).

Duval (Math.), et Lereboullet, Du microscope et de ses applications à la clinique et au diagnostic. 2ᵉ édition. Paris, 1877.

Robin (Ch.) Traité du microscope et des injections. Paris, 1877. 2ᵉ édition.

Motta Maia. Contribuição para o estudo dos progresos da histologia em França. Vienna, 1877.

Ranvier (L.). Traité technique d'histologie (en voie de publication : 4 fascicules parus).

Frey, Traité d'histologie et d'histochimie. Trad. franç. par P. Spillmann. 2ᵉ édit. Paris, 1877.

Pouchet (P.) et Tourneux (E.), Précis d'histologie humaine et d'histogénie. Paris, 1878.

PREMIÈRE PARTIE

LE MICROSCOPE, LES APPAREILS ANNEXES ET LEUR MANIEMENT.

CHAPITRE I

DU MICROSCOPE.

1. Des divers instruments d'optique grossissants : loupes et microscopes proprement dits. — Principe du microscope.

D'après l'étymologie, on désigne en général, sous le nom de *microscopes* (de μικρός, petit, σκοπείν, examiner), tous les instruments d'optique qui , suppléant à l'appareil oculaire, nous permettent d'examiner, avec un *pouvoir grossissant* plus ou moins considérable , des objets qui sont à peine visibles à l'œil nu, ou dont les détails de conformation et de structure échapperaient à l'œil nu. Ainsi les *loupes* sont appelées *microscopes simples*, et on désigne sous le nom de *microscopes composés* des appareils plus compliqués, qui renversent l'image des objets et donnent des grossissements beaucoup plus considérables, grâce à une double combinaison de lentilles (lentilles *objectives* et lentilles *oculaires*). Ces derniers appareils seront seuls l'objet des descriptions dans lesquelles nous allons entrer, et, pour bien fixer les idées, nous allons tout d'abord en indiquer le principe et en esquisser la théorie.

Le *microscope composé*, ou *microscope* proprement dit, dérive de la *loupe*. Rappelons que ce dernier instrument se compose d'une lentille biconvexe qui, interposée entre l'œil et un objet plus rapproché de ce dernier que la distance de la vue normale, permet de voir cet objet avec des dimensions plus considérables que s'il était examiné à l'œil nu et à la distance ordinaire de la vision distincte. Soit, en effet, l'œil QQ (fig. 1) et un objet *ab* placé à la distance de la vue normale : cet objet enverra sur la rétine des rayons en *ar* et *br* (après entre-croisement dans le cristallin *cc*), et formera sur la rétine l'image *rr*. Si alors nous plaçons devant l'œil la lentille biconvexe LL, nous pouvons rapprocher l'objet jusqu'en *fd* (un peu plus près de la lentille que la distance du foyer principal), et dès lors les rayons lumineux *fe* et *dk*, qui en

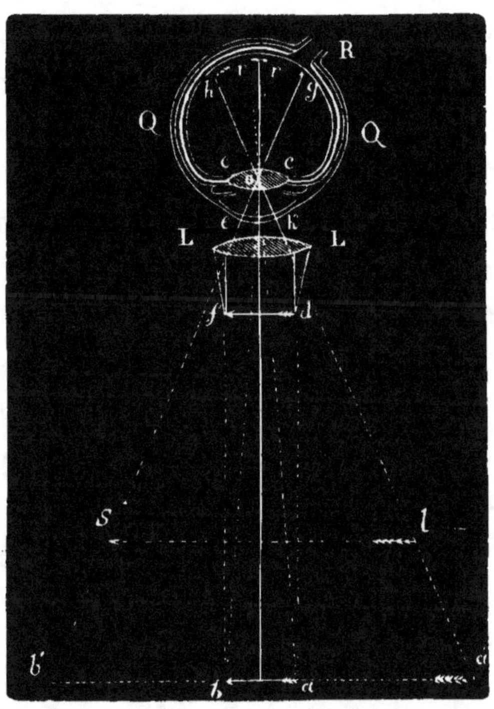

Fig. 1. — Usage de la lentille biconvexe. — *fd*, objet placé un peu en deçà du foyer principal de la lentille. — *Sl*, grandeur et distance de l'objet examiné à travers la lentille biconvexe.

partent, recueillis et rendus convergents par la lentille, iront au fond de l'œil en *g* et *h*, c'est-à-dire formeront sur la rétine une image *gh* beaucoup plus grande que l'image précédente *rr :* l'œil aura dans ce cas, en vertu de l'extérioration des excitations rétiniennes, l'impression d'un objet placé en *Sl* et par conséquent beaucoup plus grand que l'objet examiné (*fd*).

Mais supposons qu'avec la loupe nous examinions, non plus directement un objet, mais l'image déjà grossie d'un objet, nous aurons dans ce cas réalisé le microscope composé. On sait en effet que, si un objet est placé au delà du foyer principal d'une lentille biconvexe, celle-ci donne de l'objet une image réelle agrandie et renversée ; image réelle, car on peut la recevoir sur un écran. On peut donc examiner cette image avec une nouvelle lentille, avec une loupe comme précédemment, et l'on voit ainsi l'objet plus grandi encore et toujours renversé. La première lentille, celle qui donne une image réelle et renversée, porte le nom de *lentille objective ;* la seconde, qui vient prêter à l'œil son pouvoir amplifiant pour examiner l'image précédente, porte le nom de *lentille oculaire*.

Telle est la forme élémentaire, schématique du *microscope composé*, le seul qui soit employé dans les études médicales proprement dites et leurs diverses branches accessoires, le seul dont nous étudierons la construction et le maniement. Nous ne parlerons donc pas du *microscope solaire*, qui est construit sur le principe d'une lentille donnant sur un écran l'image agrandie et renversée d'un objet ; nous passerons également sous silence les microscopes *catoptriques*, dans lesquels la lumière est réfléchie par des miroirs. Le microscope composé, qui fera l'objet spécial de cette étude, utilisant la lumière réfractée par des lentilles, représente un microscope *dioptrique*. On a combiné la réflexion et la réfraction de la lumière dans des microscopes dits *catadioptriques*, dont nous n'avons pas à nous occuper ici.

Après quelques rapides indications historiques sur l'invention du microscope et sur ses perfectionnements successifs, nous donnerons la description complète d'un des microscopes actuellement en usage ; en indiquant la manière de s'en servir, nous passerons successivement en revue les conditions qui doivent présider au choix d'un bon microscope, à l'installation et à l'éducation du micrographe ; nous nous occuperons alors des divers instruments et appareils annexés au microscope, tels que chambre claire, appareils polarisateurs, microspectroscopes, micromètres, etc.

2. Coup d'œil historique : invention et perfectionnement du microscope.

Il est incontestable que les anciens connaissaient les propriétés des cristaux ou des pierres précieuses taillées en lentilles plus ou moins régulièrement biconvexes, mais ils n'avaient pas songé à en faire une application pratique, scientifique. C'est seulement au milieu du treizième siècle que Bacon indiqua l'usage de la loupe ; enfin, vers la fin du seizième siècle, deux Hollandais, Hans et Zacharias Janssen, inventèrent le *microscope composé*, qui fut répandu en France, en Angleterre et en Italie par leur compatriote Drebbel (1590-1624). Le microscope Janssen-Drebbel, composé simplement de deux lentilles biconvexes (objective et oculaire), c'est-à-dire représentant la forme la plus schématique du microscope composé, était trop imparfait pour servir à autre chose qu'à la satisfaction de la curiosité excitée par la contemplation des infiniment petits.

En 1665, Hooke ajouta une *lentille de champ*

à la lentille oculaire (1) ; Arthur Chevalier (2) a publié des figures montrant la manière curieuse et souvent remarquable dont étaient installés les microscopes construits par Hooke, Divini (1668), Griendelius (1687), Bonani (1688).

Nous sortirions des bornes d'un manuel si, après avoir rappelé ces détails historiques si intéressants à connaître, nous nous étendions longuement sur les perfectionnements apportés successivement à la construction des microscopes ; rappelant les faits les plus importants et les noms les plus illustres, nous dirons seulement que Huyghens, puis Leeuwenhoeck montrèrent les avantages qu'il y a à se servir d'objectifs composés de plusieurs lentilles, c'est-à-dire *doublets ;* que Leeuwenhoeck, tant par le nombre et la perfection des microscopes qu'il construisit, que par les découvertes qu'il fit dans l'anatomie des tissus, mérita ainsi le titre de fondateur des études microscopiques. Enfin, dans le courant du dix-huitième siècle, après les indications théoriques de Newton et de Euler sur l'aberration chromatique, divers construc-

(1) Voy. p. 33 : *Lentille de champ.*

(2) Arth. Chevalier, *l'Étudiant micrographe*, 1865, p. 71 et suivantes.

teurs parvinrent à corriger cette cause de diffusion des images observées au microscope et con-
struisirent des objectifs où le crown-glass et le
flint-glass étaient associés. Charles Chevalier,
vers le commencement de notre siècle, conquit
en France une légitime célébrité en réalisant
des lentilles achromatiques et exemptes d'aberration sensible.

On sait, en effet, que les corps transparents
ont des pouvoirs dispersifs différents avec la
même réfraction moyenne. On peut donc combiner des lentilles qui détruisent leurs effets
dispersifs partiels et produisent en définitive
une réfraction (convergence) de lumière blanche. En imaginant de réunir ces lentilles au
moyen d'une substance diaphane (le baume du
Canada), Charles Chevalier empêcha l'humidité
de s'introduire entre les deux verres et évita la
déperdition de lumière occasionnée par les réflexions des surfaces juxtaposées. Si nous ajoutons qu'en même temps on avait appris à fixer
sur un pied mobile le tube qui contient les
divers éléments optiques du microscope composé, à placer les objets examinés sur une platine percée de trous et à s'éclairer à l'aide d'un
miroir envoyant la lumière à travers l'objet,

nous aurons rapidement tracé les diverses phases
par lesquelles ont passé l'invention et les perfectionnements essentiels du microscope composé.

De nos jours, les progrès accomplis dans ces
divers perfectionnements ne se sont pas ralen-
tis; nous parlerons plus loin avec détails des
objectifs à correction (Ross) et à immersion
(Amici); enfin, les microscopes ont acquis leurs
degrés de précision et de netteté, leur commodité
de manœuvres et tout l'arsenal de leurs appareils dits accessoires, grâce aux efforts persévé-
rants d'habiles constructeurs, parmi lesquels
nous citerons : en France, Chevalier, Oberhauser, Hartnack, Nachet, Verick, Prazmowski; en
Angleterre, Ross, Schmith et Beck, Collins Har-
ley, Chrouch, Powell et Lealand, J. Swift, etc.;
en Allemagne, Zeis (à Iéna), Schræder (à Ham-
bourg), Merz (à Munich), Schieck (à Berlin), et
S. Plossls (à Vienne).

3. Description des parties qui composent un microscope : parties optiques et mécaniques.

Sans entrer dès maintenant dans le détail des
différents types que les divers constructeurs livrent aujourd'hui aux observateurs, nous décrirons tout d'abord méthodiquement les parties

qui constituent tout microscope composé. Les particularités de construction trouveront ensuite place à côté du type dont elles ne sont qu'une légère variante, ou bien dans les paragraphes qui seront consacrés soit aux perfectionnements récents (correction et immersion), soit aux accessoires du microscope (revolver, polarisation, chambre claire, etc.).

Les différentes parties qui constituent un microscope composé sont : *l'objectif*, *l'oculaire*, le *tube*, la *platine*, le *miroir*, *l'appareil de mise au point*.

A. Objectif. — *L'objectif* est la partie la plus essentielle du microscope ; nous avons vu, en effet, en donnant précédemment le principe optique du microscope composé, que dans cet appareil on examine à la loupe (oculaire) l'image réelle amplifiée de l'objet : cette image doit donc présenter le moins d'imperfections possible, sans quoi celles-ci seront considérablement exagérées par l'oculaire ; cela revient à dire que l'objectif devra être lui-même aussi parfait que possible et d'autant plus parfait qu'il est construit pour donner un grossissement plus considérable. Nous pouvons poser en principe que les principales qualités d'un bon microscope dépendent essentiellement de la qualité des objectifs.

L'objectif peut parfois être composé d'une seule lentille pour les faibles grossissements; mais, pour les forts grossissements, il est toujours de deux ou trois lentilles, dont chacune est achromatique, c'est-à-dire résultant elle-même de la combinaison d'une lentille en flint-glass (silicate de potasse et de plomb) et d'une lentille en crown-glass (silicate de potasse).

Nous n'avons pas à entrer ici dans ces détails importants de la construction et de l'association des lentilles. Nous avons à insister sur d'autres questions dont il est plus utile au micrographe de se rendre exactement compte. C'est qu'en effet, il ne suffit pas, pour la construction d'un bon objectif, que ces combinaisons de lentilles donnent un très-fort grossissement tout en corrigeant aussi parfaitement que possible l'aberration chromatique; il faut encore qu'elles satisfassent à deux conditions importantes et cependant jusqu'à un certain point incompatibles en apparence : nous voulons parler de la grandeur de l'*angle d'ouverture* et de la *distance focale*.

1° *Angle d'ouverture*. — Il peut se faire que le grossissement donné par un objectif soit très-considérable, mais que ce jeu de lentilles, pour obtenir cet effet, ne puisse utiliser que la partie la plus centrale des rayons lumineux envoyés par l'objet sur la face inférieure de l'objectif, par exemple seulement les rayons de c en c' (fig. 2); il peut se faire qu'un autre objectif, donnant le

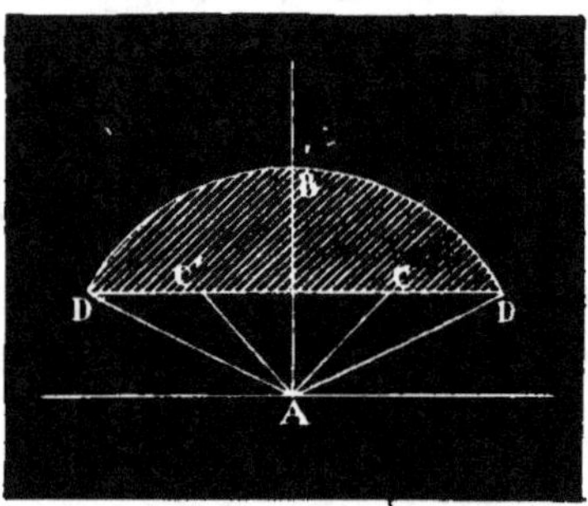

Fig. 2. — Angle d'ouverture de la lentille objective.

même grossissement, soit construit de manière à utiliser bien plus de rayons lumineux venus de l'objet, par exemple jusqu'aux rayons obliques externes D, D' (fig. 2); on dit dans le premier cas que l'objectif a un *petit angle d'ouverture*, dans le second qu'il a un *grand angle d'ouverture*. Il est facile de comprendre les avantages d'un grand angle d'ouverture : l'addition de lumière qui en résulte donne un éclat beaucoup plus considérable à l'image, et, chose plus importante, en fait bien mieux saisir les détails ; en effet, la perception de détails est due aux différences d'influence qu'exercent sur la lumière les inégalités entre les diverses parties d'une préparation (stries, granulations). Or il est facile de comprendre que les rayons les plus obliques, les plus excentriques, ceux que l'objectif à grand angle d'ouverture peut utiliser, sont précisément ceux qui sont le plus modifiés par ces inégalités, ceux qui, par exemple, s'il s'agit d'examiner une surface, donnent les perspectives les plus accusées des saillies qu'elle présente.

L'importance de la grandeur de l'angle d'ouverture a été récemment interprétée à un nouveau point de vue par le professeur Abbé (d'Iéna.), Cet auteur, qui s'est beaucoup occupé de la théorie du microscope et de sa construction, a établi que les objets placés sur la platine du microscope envoient à l'objectif non-seulement des rayons réfractés, mais encore des *rayons diffractés ;* si l'objectif a une ouverture suffisante pour admettre ces rayons diffractés en même temps que les autres, l'image obtenue se composerait des deux éléments suivants : d'une part, les contours les plus saillants sont dessinés par les rayons ordinaires; d'autre part, les plus fins détails, ceux-là même qui ont produit la diffraction, sont dessinés par les rayons diffractés réunis sur le même plan focal que les rayons réfractés ordinaires. Si l'ouverture de l'objectif n'est pas suffisante pour admettre les rayons diffractés, l'image fournie par l'objectif manque de tous les détails assez fins pour produire la diffraction (1).

Vu l'importance de la grandeur de l'angle d'ouverture, il n'est pas inutile de savoir se rendre compte de la valeur d'un objectif sous ce rapport. Amici a indiqué, pour mesurer la valeur de l'angle d'ouverture, un moyen très-simple, que Ch. Robin décrit en ces termes : « Placer le microscope verticalement sur une table noire; supprimer la lumière du miroir en masquant celui-ci, puis placer à droite et à gauche du pied du microscope deux objets brillants, ou simplement deux morceaux de carton blanc; puis, regardant l'image formée au foyer de l'oculaire (fig. 3) avec une loupe faible, ou même, sans oculaire, celle qui est formée par l'objectif, écarter successivement les cartons

(1) Voy. Abbé, *Op. cit. Journal de micrographie.*

blancs jusqu'à ce qu'ils atteignent l'extrême bord du champ visible par la loupe. Dans cette situation, l'angle d'ouverture sera donné par la

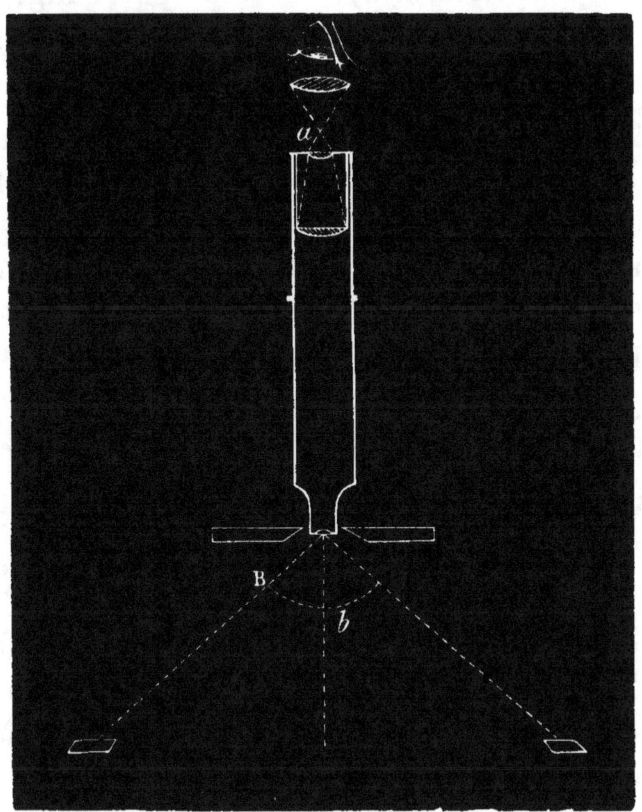

Fig. 3. — Mesure de l'angle d'ouverture de la lentille objective.

distance de l'objectif à la table comme hauteur (*b*, fig. 3) d'un triangle dont les deux côtés sont fournis par les lignes qui réunissent les cartons à l'objectif. Ces mesures sont faciles à prendre et à reporter, si on veut, sur une feuille de papier sur laquelle on placera un cercle gradué pour déterminer la valeur de l'angle que feront ces lignes (1). » On obtient aujourd'hui des objectifs qui ont un angle d'ouverture de 170°.

2° *Distance focale*. — On comprend facilement que plus la face inférieure de l'objectif sera rapprochée de l'objet dans la mise au point, plus on utilisera de rayons obliques extrêmes, plus l'objectif présentera un grand angle d'ouverture. Mais cet angle d'ouverture ne sera ainsi obtenu qu'en diminuant la distance focale (distance de l'objectif à l'objet mis au point). Or cette nouvelle condition est très-défavorable aux études microscopiques. « Quelque parfaits, dit Ch. Robin, que soient ces objectifs à court foyer, ils seront toujours rejetés par l'observateur sérieux obligé de conserver une distance focale assez grande pour l'examen de pièces couvertes d'un verre épais ou encore de celles dans lesquelles il y a nécessité de plonger le regard, pour ainsi dire, par suite du volume des objets transparents qu'on ne peut pas écraser. » Hâtons-

(1) Robin, *Traité du microscope*, p. 86, 1871.

nous de dire que les constructeurs sont parvenus à réaliser aujourd'hui des objectifs avec un angle d'ouverture suffisamment grand et cependant avec une distance focale presque double de celle qu'on leur donnait autrefois.

B. Oculaire. — L'oculaire est théoriquement représenté par une simple lentille, qui joue le rôle de loupe pour examiner l'image réelle fournie par l'objectif, et en donner une image virtuelle à l'œil placé au-dessus du microscope. Mais cette lentille unique ne permet qu'imparfaitement d'examiner les parties les plus excentriques de l'image réelle fournie par l'objectif; avec elle, on ne verrait de la préparation examinée qu'une étendue très-petite, la partie centrale.

C'est pourquoi on a ajouté à l'oculaire primitivement simple une seconde lentille, placée plus bas, sur le trajet même des rayons qui ont traversé l'objectif, lentille qui rapproche ces rayons, les fait s'entre-croiser plus tôt, concentre la lumière et permet à la lentille supérieure de donner à l'œil une image plus lumineuse, plus nette et plus étendue de la préparation. La figure 4 fait facilement comprendre les avantages de cette disposition :

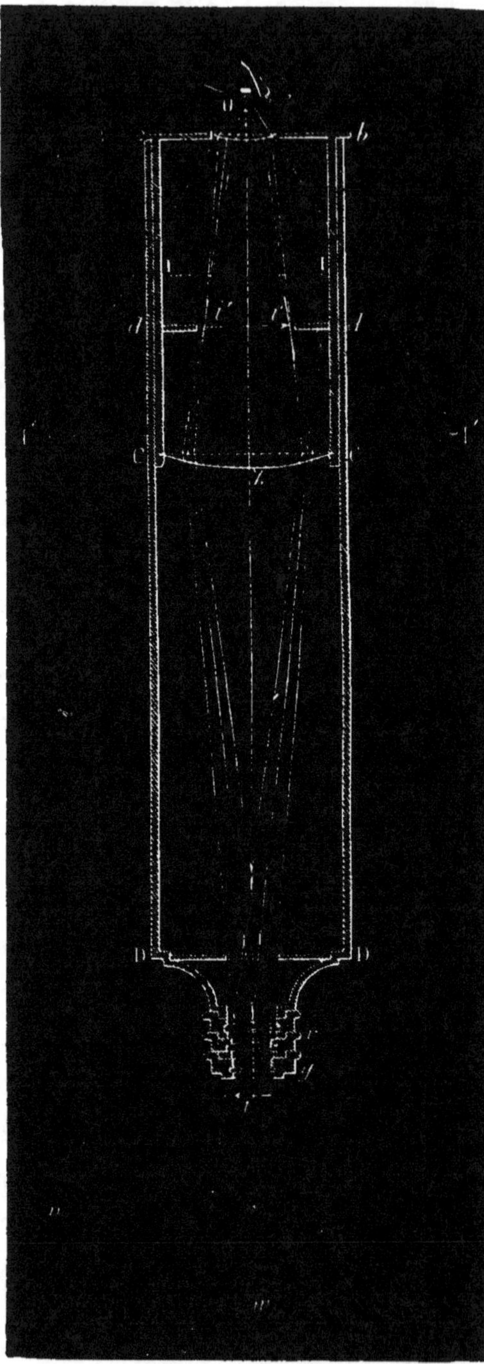

Fig. 4.—Marche des rayons lumineux dans le microscope composé (avec lentille de champ) (*).

(*) 1° *Détails du microscope.* — *xy*, Objectif achromatique formé de trois lentilles faites chacune avec deux verres. — DD, Diaphragme placé au-dessus du cône du microscope et arrêtant les rayons qui divergent trop immédiatement au-dessus de l'objectif. — *b*C, Le tube oculaire, dans le corps du microscope *b*CD. — CC, Le verre de champ. — *b*, Partie supérieure du tube oculaire, soutenant la lentille oculaire proprement dite. — *dd*, Diaphragme placé dans le tube oculaire. 2° *Marche des rayons lumineux.* — *ii*, Objet placé un peu au delà du foyer de l'objectif *xy*. — II, Image réelle de cet objet, renversée et grandie par l'objectif, telle qu'elle se formerait s'il n'y avait ni diaphragme, ni verre de champ. — *i'i'*, image réelle (du même objet *ii*), renversée et telle qu'elle est réduite par l'action du verre de champ. I'I', Image virtuelle de l'image réelle *i'i'*, telle qu'elle est donnée à l'œil par la lentille oculaire proprement dite et telle qu'elle est reportée (par le phénomène de perception visuelle) à une certaine distance. — D'après Ch. Robin).

La flèche II (dans l'intérieur du *tube oculaire*) représente l'image réelle de l'objet *i* (image renversée et grandie par l'objectif), telle qu'elle se formerait s'il n'y avait pas de lentille sur le trajet des rayons lumineux; il est facile de voir que la lentille supérieure (au niveau de *b*) ne laisserait examiner qu'imparfaitement la périphérie de cette image. Or, grâce à l'interposition de la lentille CC, cette image est réduite en l'image *i'i'* que la lentille supérieure (au niveau de *b*) saisit dans son entier, et dont elle donne à l'œil une image virtuelle I' I', renversée, et reportée à une certaine distance par les centres nerveux visuels. On voit donc que la lentille inférieure, dite *lentille collective* (ou *verre de champ*) n'ajoute rien au grossissement, mais seulement à l'étendue de la partie visible de la préparation, à l'étendue du *champ du microscope*, d'où le nom de *verre de champ* qui lui est d'ordinaire donné, tandis que la lentille supérieure conserve seule le nom de verre oculaire.

C. Tube du microscope. — C'est ce qu'on appelle proprement le corps du microscope (fig. 4, D*b* ; fig. 5, OO), formé par un tube terminé inférieurement par une pièce conique, sur laquelle on visse l'objectif (fig. 4, D*x*) et largement ouvert en haut pour recevoir à frottement doux le tube de laiton qui forme l'ensemble de l'oculaire (verre oculaire et verre de champ, fig. 4, *b*, C).

L'intérieur du tube du corps du microscope est enduit d'une couleur noire pour empêcher la réflexion de la lumière qui y pénètre, et il présente de plus à sa partie inférieure (fig. 4, DD) au-dessus du cône, un diaphragme arrêtant les rayons qui divergent trop immédiatement au-dessus de l'objectif. — Ce tube est ordinairement double, c'est-à-dire qu'il est formé de deux tubes, le supérieur rentrant dans l'inférieur, de telle sorte qu'on peut éloigner plus ou moins l'oculaire de l'objectif : au plus grand éloignement correspond le grossissement le plus considérable. Dans les tableaux des grossissements donnés par les diverses combinaisons d'oculaire et d'objectif, les constructeurs ont l'habitude d'indiquer pour chaque combinaison d'oculaire et d'objectif une double série de grossissements, selon que le tube oculaire est tiré ou abaissé au maximum (tube fermé ou tube ouvert).

Le tube du microscope est reçu dans un *collier* (fig. 5, C) où il glisse à frottement doux ; c'est en produisant ce glissement qu'on opère les premières manœuvres de la mise au point

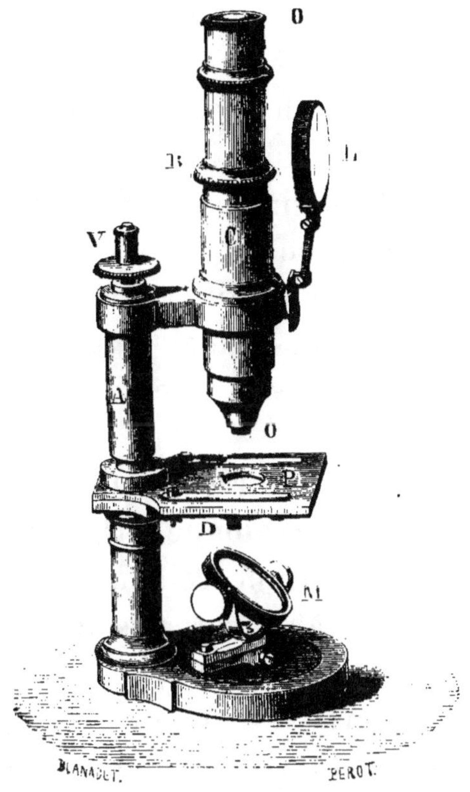

Fig. 5. — Microscope dit *petit modèle de Nachet* (Microscope droit, fixe, non inclinant). — OO, Tube du microscope glissant dans le collier C. — V, Vis pour les mouvements lents. — A, Colonne du microscope. — P, Platine ; elle est pourvue d'une barre glissante ou de *valets* pour retenir les préparations examinées. — L, lentille biconvexe pour éclairer es objets que l'on examine à la lumière réfléchie. — Au-dessous de la platine on voit le miroir avec sa double articulation et le pied du microscope.

dans les microscopes les plus ordinairement en

usage. C'est ce qu'on appelle le *mouvement prompt* de mise au point; ce mouvement s'effectue très-facilement en faisant tourner le tube du microscope à mesure qu'on le force à descendre, de sorte qu'on lui fait décrire une hélice; le mouvement est ainsi assez doux et assez régulier pour qu'on ne risque pas de frapper la préparation avec l'objectif, comme on le ferait certainement si on descendait le tube du microscope en ligne droite, verticalement, par une pression directe.

Le *collier* est, du reste, relié par une branche horizontale à une colonne verticale creuse, adaptée elle-même à une colonne verticale pleine, plus petite, faisant corps avec le pied du microscope; la première se meut verticalement sur la seconde au moyen d'une vis; c'est par les mouvements de cette vis que l'on élève ou abaisse le collier, et que, par suite, on achève la partie délicate de la mise au point, en rapprochant le tube et l'objectif (ainsi que toutes les parties que nous venons de décrire) de la platine du microscope, laquelle fait corps avec les parties mécaniques qu'il nous reste à étudier, c'est-à-dire avec le pied et le miroir.

D. Platine, miroir, pied du microscope, etc. —La

platine du microscope est un plan horizontal, percé d'un trou central, qui donne passage aux rayons lumineux envoyés par le miroir : on place la préparation de telle sorte que les parties que l'on veut examiner soient au centre de cette ouverture, et, par suite, dans l'axe optique de l'instrument ; la platine est simplement formée par une plaque de cuivre noircie, ou, pour éviter l'action des acides, par une lame circulaire de verre noir enchâssée dans un disque de cuivre. Il est nécessaire de pouvoir, selon la force des objectifs employés, diminuer à volonté l'ouverture centrale de la platine. A cet effet, celle-ci porte à sa face inférieure une *plaque tournante* munie de diaphragmes de diverses dimensions et que l'on peut faire coïncider successivement avec le centre de l'ouverture de la platine. Parfois ces diaphragmes sont annulaires, c'est-à-dire disposés de manière à ne laisser passer que des rayons latéraux et à produire un éclairage oblique, pour les avantages duquel nous renvoyons le lecteur au traité de Moitessier (1). Une autre disposition, employée dans les grands modèles de microscope (fig. 6), consiste à se servir de *diaphragmes cylindriques* que l'on adapte,

(1) Moitessier, *La Photographie*, etc., 1866, p. 78.

suivant les besoins, dans le trou de la platine.
C'est ainsi que l'on place les *condensateurs* ou

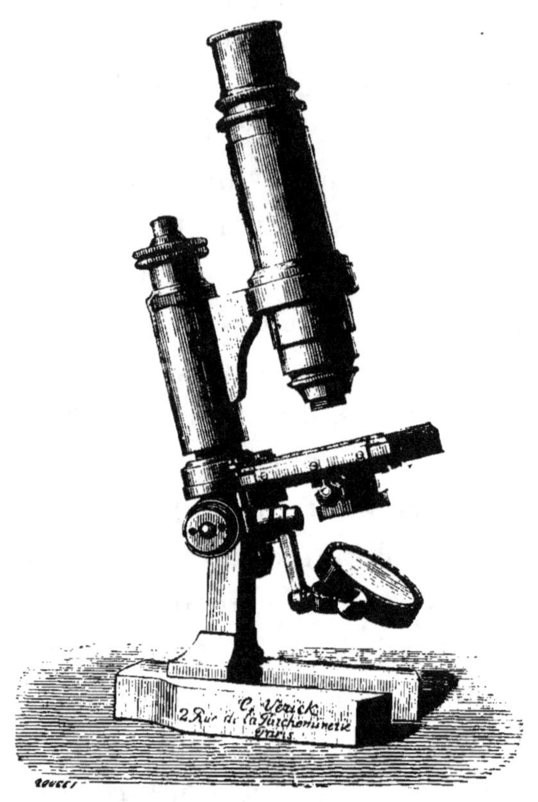

Fig. 6. — Microscope dit modèle à platine fixe de Verick : la
tige du pied est munie d'une charnière pour le renversement
(inclinaison antéro-postérieure du microscope).

certaines parties des appareils de polarisation
dont nous parlerons plus loin.

Le *miroir* est destiné à éclairer la préparation

par la lumière transmise ; il est plan pour les très-faibles grossissements, concave par les grossissements plus considérables. Il est placé au-dessous de la platine, rattaché à la colonne du pied du microscope au moyen d'un système d'articulations, de façon qu'il puisse être déplacé dans diverses directions, soit latéralement, soit verticalement (pour l'éclairage *droit* ou *oblique, voy.* plus loin).

Le *pied* du microscope est de formes très-variables (*voy.* fig. 5, 6, 9, 12) ; nous dirons seulement qu'il doit satisfaire à une condition essentielle : c'est de présenter une base solide de sustentation à toutes les parties qu'il supporte ; il doit donc être large, épais et lourd.

E. Appareil de mise au point. — Le pied du microscope porte en arrière la colonne pleine, à laquelle viennent se rattacher le miroir et la platine, et sur laquelle glisse la colonne creuse qui supporte le collier et, par suite, le tube avec tout l'appareil optique du microscope ; c'est par le glissement de ces deux colonnes l'une sur l'autre à l'aide d'une vis micrométrique que s'effectuent, avons-nous déjà dit, les mouvements délicats (*mouvements lents*) de mise au point ; aussi les constructeurs ont-ils apporté un grand soin dans le mode d'emboîtement de ces parties.

La colonne creuse (A, fig. 5) porte dans son axe une tige fixée solidement à la partie inférieure (colonne pleine) et qui vient se terminer en haut par un filet de vis ; autour de cette tige pleine s'enroule un ressort spiral, qui a pour fonction de forcer constamment à s'élever le tube A (fig. 5) et, par suite, le collier et tout le tube du microscope : mais la tige traversant le chapiteau du tube extérieur (A) est garnie d'un écrou (V) vissant librement sur l'extrémité filetée de cette tige et, par conséquent, comprimant de haut en bas le collier et le corps du microscope. Il en résulte que, quand on tourne le bouton V de droite à gauche, c'est-à-dire quand on le dévisse, le ressort force le corps du microscope (collier et tube) à monter et l'éloigne de la platine ; au contraire, quand on le visse, c'est-à-dire quand on le tourne de gauche à droite, le ressort obéit, est comprimé, et laisse le corps du microscope descendre et se rapprocher de la platine. Quelques constructeurs remplacent aujourd'hui le cylindre creux supérieur, glissant sur l'axe cylindrique inférieur, par un prisme triangulaire, qui glisse dans une ouverture prismatique. Cette disposition est très-avantageuse, car elle rend impossible tout mouvement d'oscillation latérale. Il faut en même temps que la vis micrométrique fonctionne avec régularité. « En effet, dit Ranvier, ce n'est pas seulement avec ses yeux que le micrographe examine ; il s'aide, pour ainsi dire, de ses mains, car il a besoin continuellement de faire varier le lieu de son observation, de voir plus ou moins profondément, et la perfection des mouvements de l'appareil lui est absolument nécessaire. »

Lorsqu'on fait usage de forts grossissements, surtout avec les objectifs à immersion, ce travail de mise au point devient très-délicat, et nous insisterons bientôt sur les exercices auxquels doit se livrer l'étudiant micrographe pour s'habituer de bonne heure à se rendre maître de toutes ces difficultés ; mais nous indiquerons dès maintenant un procédé préconisé par Ranvier pour obtenir une délicate mise au point, non plus par les mouvements du tube du microscope en totalité, mais seulement par ceux du tube oculaire. Avec les objectifs à très-court foyer, un mouvement un peu trop considérable du tube, directement abaissé ou même mû par la vis micrométrique, fait facilement porter l'objectif sur le verre recouvrant, qui écrase alors la préparation, ou se brise. « Pour obvier à cet inconvénient, dit Ranvier (1), nous avons imaginé d'arriver à la mise au point par le déplacement de l'oculaire. Nous nous servons pour cela d'un appareil très-simple : il consiste en deux anneaux en laiton, reliés entre eux par une crémaillère au moyen de laquelle on peut augmenter ou diminuer la distance qui les sépare. Le premier de ces anneaux s'ajuste au haut du tube du microscope ; dans le second on fixe l'oculaire, que l'on peut de cette façon faire plonger plus ou moins dans le tube du microscope en manœuvrant le bouton de la crémaillère. »

(1) Ranvier, *op. cit.*, p. 11.

CHAPITRE II

1. Qualités d'un bon microscope.

A. Objectif. — Les qualités essentielles d'un bon microscope, en dehors des partis mécaniques, se rapportent au point de vue optique, à la perfection des objectifs. Si le jeu des lentilles est construit d'après les principes dont nous avons donné une idée plus haut (1), le microscope doit présenter à l'épreuve les qualités suivantes : il doit être *définissant, pénétrant, résolvant.*

Un objectif est dit doué du *pouvoir définissant* lorsqu'il donne de l'objet examiné une image bien définie, c'est-à-dire à contours nets et incolores (correction exacte des aberrations sphérique et chromatique).

(1 P. 27.

3.

Un objectif est doué du *pouvoir pénétrant* lorsqu'il permet d'apercevoir dans une préparation non-seulement les parties qui sont mathématiquement au foyer, mais encore un peu en dehors, ou à un niveau différent : l'observateur peut ainsi obtenir d'un objet, dont les différentes parties sont situées à une certaine distance les unes des autres, une idée suffisamment nette, qu'il complétera alors en ajustant mathématiquement chaque partie qui aura attiré son attention. Nous renvoyons aux traités spéciaux (1) pour la démonstration de ce fait : que le pouvoir pénétrant est incompatible avec l'existence d'un grand *angle d'ouverture*, lequel est si nécessaire pour donner à l'objectif la qualité suivante.

Le *pouvoir résolvant* ou d'*analyse* (que Frey appelle aussi *pouvoir pénétrant*) consiste à faire voir nettement les détails les plus fins que présente l'objet. En se reportant à ce que nous avons dit plus haut de l'ange d'ouverture des objectifs, il est facile de comprendre que le pouvoir en question dépend essentiellement de cet angle, c'est-à-dire de l'obliquité des rayons lumineux que les lentilles peuvent recevoir. Aussi verrons-nous que l'on peut augmenter

(1) Ch. Robin, p. 180.

l'action résolvante d'un microscope en multipliant le nombre de ces rayons obliques par certaines positions du miroir (éclairage oblique).

Il nous semble, d'après ces explications, que les pouvoirs définissant, pénétrant, résolvant (ou d'analyse) sont des qualités parfaitement définies dont on comprend la nature, c'est-à-dire l'origine, d'après les soins particuliers donnés à la construction des objectifs, et dont on comprend aussi certains degrés d'incompatibilité (entre les pouvoirs pénétrant et résolvant, par exemple). C'est ainsi que ces trois qualités d'un microscope ont été classées par Ch. Robin, et par A. Henocque (1) ; il est vrai que Frey (2) semble confondre la puissance de pénétration et celle d'analyse. Peut-être est-ce là l'origine de la critique faite par L. Ranvier à ce mode de classification des qualités d'un microscope, critique dont nous ne comprenons pas bien la portée, mais que nous croyons devoir reproduire, émanant d'un micrographe aussi renommé.

« Dans différents traités du microscope, dit

____

(1) Hénocque, Article MICROSCOPE (*Dict. encyclop. des sciences méd.*, 1873).

(2) Frey. Trad. française par P. Spillmann, 1867, p. 68.

Ranvier, on distingue les objectifs en définissants et en pénétrants. Cette distinction n'est pas bien claire. La définition serait, d'après ces traités, relative à la perception nette des formes, du contour des objets ; la pénétration, au contraire, à l'étude des détails d'un objet. Cette distinction ne se soutient pas en pratique. Supposons, en effet, une boule qui en contienne plusieurs petites : un objectif définissant serait celui qui pour la grosse boule indiquerait nettement sa forme et ses contours, mais sans faire voir son contenu ; un objectif, au contraire, qui ferait voir les petites boules et qui pour elles serait définissant, serait pénétrant pour la grosse boule (1). »

Il y a peut-être là encore confusion entre le pouvoir pénétrant et le pouvoir résolvant. Le véritable pouvoir pénétrant est celui dont parle plus loin le même auteur, lorsqu'il dit, non sans raison : « La distinction entre les objectifs définissants et pénétrants n'est, en somme, que celle entre les objectifs à faible et à fort grossissement. Les objectifs à faible grossissement permettent d'avoir une vue d'ensemble des objets. Avec un fort grossissement, au contraire,

(1) Ranvier, *op. cit.*, p. 27.

et un grand angle d'ouverture, il n'est pas possible de voir un objet, une cellule, par exemple, dans toutes ses parties à la fois. »

B. *Des test-objets.* — On a beaucoup observé dans ces derniers temps des préparations dites *test-objets :* « Je sais, s'écrie H. Davis (1), que beaucoup de personnes perdent infiniment trop de temps à éprouver (*to test*) leurs instruments en négligeant d'autant les travaux sérieux qu'elles pourraient faire à l'aide du moins bon de leurs microscopes... » Nous devons cependant dire en quelques mots en quoi consistent ces épreuves.

Pour se rendre compte du degré auquel un microscope possède les diverses qualités que nous venons d'énumérer, on se sert, comme préparations d'épreuves, comme *test-objets*, de préparations transparentes végétales ou animales qui présentent des particularités de structure compliquées, délicates à apercevoir : la netteté avec laquelle un microscope permet d'analyser ces détails de structure donne la mesure de la valeur des objectifs de cet instrument et surtout de leurs pouvoirs définissant et analysant. Les constructeurs livrent d'ordinaire

(1) Voy. *Journal de micrographie*, n. 1.

avec le microscope quelques-uns de ces objets d'épreuves, qui peuvent en même temps servir très-utilement au débutant pour s'habituer au maniement et à l'exacte mise au point du microscope.

On s'est beaucoup servi à cet effet, il y a quelques années, des écailles de divers papillons; mais on préfère généralement aujourd'hui les enveloppes siliceuses d'algues microscopiques et monocellulaires nommées diatomées, et, parmi ces algues, on se sert surtout du *Pleurosigma angulatum* et *attenuatum*. En examinant ce *test* avec des objectifs faibles (fig. 7), on le trouve uni et sans stries; mais, en employant des objectifs de plus en plus puissants, on voit bientôt que la carapace siliceuse est sillonnée de lignes transversales et obliques, aspect dont on trouve la clef avec un bon *objectif à immersion* (*voy.* plus loin). On constate alors (fig. 8) que cet aspect de lignes, formant de petits espaces en apparence hexagonaux, est dû en réalité à la présence de points parfaitement ronds et très-régulièrement disposés, ainsi que l'a démontré Nachet (1).

« Pour les recherches histologiques, dit Ran-

1. Voy. Ch. Robin, *Du microscope*, 1re édit., p. 544.

vier (*op. cit.*, p. 29), le meilleur microscope n'est
pas toujours celui qui montrera le mieux les
raies du pleurosigma. Les diatomées sont en
effet des corps plans, offrant seulement de légè-
res stries ; en anatomie générale, on a, au contraire, affaire à des objets irréguliers, rugueux,
concaves, convexes, changeant de forme, et il

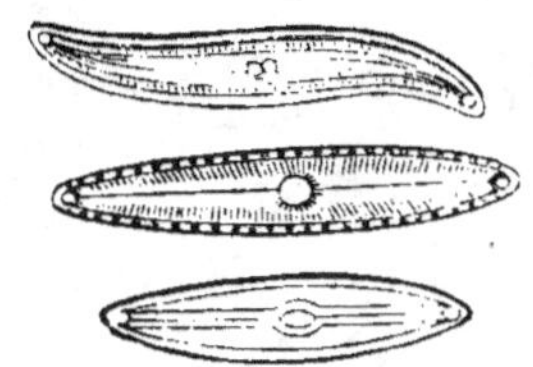

Fig. 7. — Carapaces d'algues siliceuses (*diatomées*) (test-objets). — 1. *Navicula viridula*; 2. *Pinnularia viridis*; 3. *Pleurosigma attenuatum*.

faut des objectifs qui montrent bien ces détails-
là. Le seul moyen de les choisir, lorsqu'on est
habitué à l'observation microscopique, c'est
d'avoir un objet histologique que l'on ait étudié
auparavant avec des lentilles variées et dont on
se soit convaincu qu'il doit être vu de telle ou
telle façon avec un excellent objectif ; on regarde
alors cet objet avec les divers objectifs que l'on
veut essayer, et l'on considère comme les meilleurs ceux qui le montrent le mieux. Je me sers
habituellement, comme objet d'épreuve, de

fibrilles musculaires isolées des ailes des hydrophiles : il faut qu'avec un grossissement supérieur à 300 diamètres, on y voie les disques

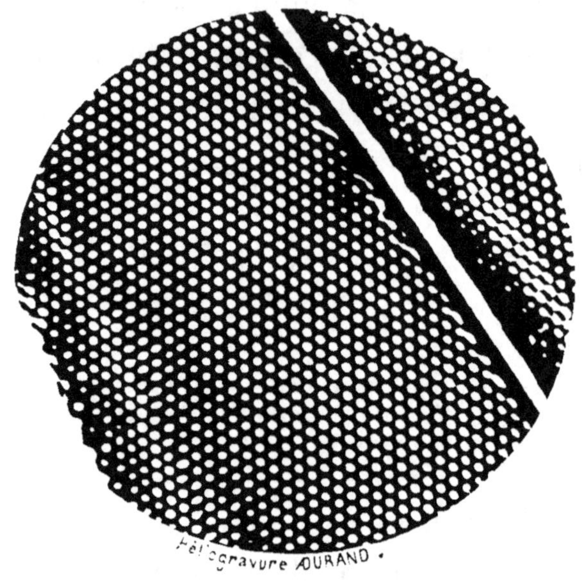

FIG. 8. — Reproduction héliographique d'une photographie de la surface du *Pleurosigma angulatum*, obtenue avec un fort objectif à immersion et l'éclairage central.

sombres alternativement épais et minces qui les caractérisent. »

Nous venons de parler des qualités que doit remplir un bon microscope et des moyens les plus simples de s'en assurer : cependant nous n'avons pas encore indiqué la manière de mesurer le *pouvoir grossissant* que l'on peut obtenir

en combinant les divers objectifs et oculaires ;
c'est que cette question, l'une des plus délicates
de la théorie du microscope, ne saurait être
traitée, du moins au point de vue théorique,
qu'après la description de la chambre claire et
des micromètres oculaires et objectifs, dont
nous nous occuperons bientôt et dont, en effet,
l'étude sera suivie de celle du *pouvoir grossissant*.

2. Choix d'un microscope. — Divers modèles.

Il est rare que, dès le début de ses études microscopiques, l'étudiant ou même le médecin se
décident à se procurer, comme premier instrument de travail, un des *grands modèles* que
fournissent aujourd'hui les constructeurs français. Et, en effet, on peut conseiller au débutant
de se contenter d'un microscope *petit modèle*,
tels que ceux représentés fig. 5, pag. 37, et
fig. 6, pag. 40, lesquels sont amplement suffisants
pour toutes les recherches ordinaires. Il est bon
cependant de choisir de préférence un *modèle
à genou* (fig. 6), c'est-à-dire pouvant s'incliner ;
cette disposition présente de véritables avantages pour le dessin au microscope.

Mais quand on veut pouvoir appliquer à son microscope un appareil binoculaire (*voy.* plus

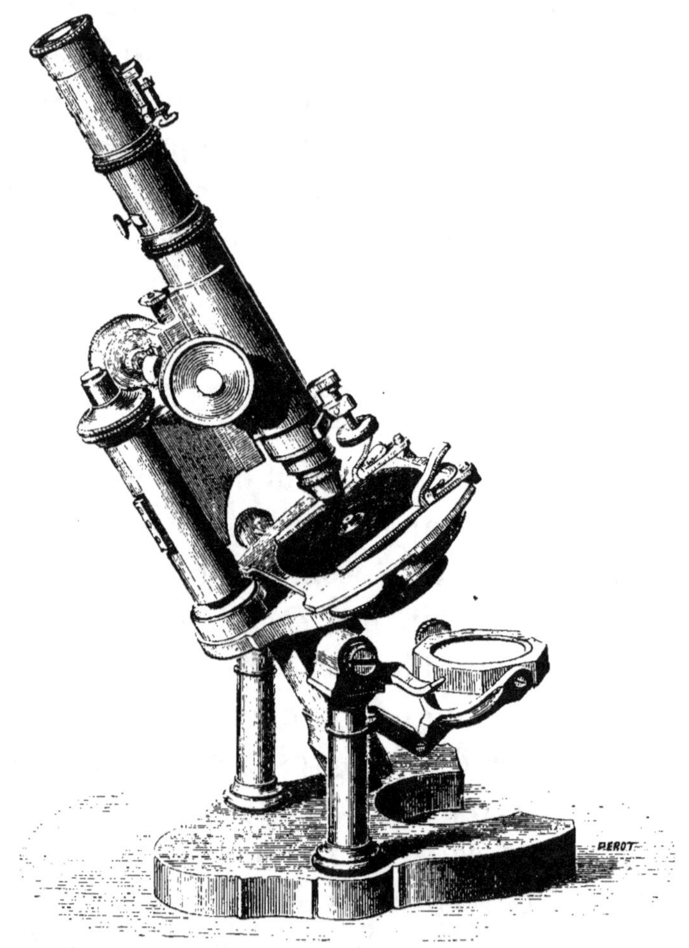

Fig. 9. — Microscope grand modèle Nachet.

loin), il faut se procurer ce que les constructeurs appellent un *moyen* ou grand modèle. Ne pouvant entrer ici dans tous ces détails, nous donnons la figure du *grand modèle de Nachet*, en faisant remarquer seulement que cet appareil, si complet, est suspendu sur un axe de manière à pouvoir s'incliner et rester fixe dans toutes les positions entre l'horizontale et la verticale ; que l'ajustement du foyer ou mise au point s'opère au moyen d'un mouvement rapide formé par une crémaillère, et d'un mouvement lent à vis micrométrique, etc., etc. — Nous reviendrons sur ces *grands modèles* en parlant des appareils binoculaires à une ou à deux personnes, et nous ferons alors ressortir leurs avantages à ce point de vue particulier. — Mais d'une manière générale, ainsi que le fait remarquer le professeur Robin, ces microscopes, qui sont inusables et naturellement les plus chers, sont accompagnés des objectifs et des autres parties principales qu'exigent les recherches scientifiques et les applications pratiques de tout ordre. Aussi, c'est un de ceux-là que l'on devra choisir toutes les fois que l'on pourra mettre de 400 à 600 francs a l'achat de cet appareil.

Quel que soit le modèle choisi, il n'est pas nécessaire de le pourvoir de tous les oculaires et objectifs, dont la série pourra être ultérieurement complétée, selon les études spéciales pour lesquelles ils seront nécessaires (nous parlerons plus loin des *objectifs* dits à *immersion* et *correction*). Ces oculaires et objectifs sont désignés par des chiffres qui sont d'autant plus bas que le pouvoir grossissant de l'appareil est moins considérable ; mais ces chiffres n'indiquent pas la même valeur chez tous les constructeurs, c'est-à-dire que l'objectif n° 3 de l'un peut être l'équivalent de l'objectif n° 2 de l'autre. Nous n'avons pas à faire le parallèle des objectifs et oculaires des divers constructeurs, mais, pour fixer les idées de celui qui se dispose à se procurer les instruments nécessaires à l'étude de l'histologie, nous dirons seulement que, quant au nombre des oculaires et objectifs qu'il faut se procurer dès le début, il suffit de disposer de trois de chacune de ces pièces : par exemple, les objectifs 1, 3 et 5 avec les oculaires 1, 2 et 3 de Nachet ; ou bien les objectifs 2, 4, 7 avec les oculaires 2, 3, 4 de Verick. — On peut même se contenter d'un seul oculaire (n° 2 de Nachet ou 2 de Verick). Pour donner une idée des grossissements obtenus avec cet oculaire combiné aux divers objectifs, nous dirons que :

1° Avec l'oculaire n° 2 de Nachet, combiné successivement à ses objectifs 1, 3 et 5, on obtient des grossissements de 100, 380 et 480.

2° Avec l'oculaire n° 2 de Verick, combiné successivement à ces objectifs 2, 4 et 7, on obtient des grossissements de 80, 170 et 300 si le tube est fermé, et de 150, 300 et 550, si le tube est ouvert. Voy. ci-dessus pag. 36 l'explication des expressions *Tube fermé* et *Tube ouvert*.

A part quelques cas particuliers, les grossissements très-forts ne sont pas nécessaires pour les études élémentaires d'histologie : on n'a que rarement recours aux grossissements supérieurs à 500 diamètres, et on se sert le plus souvent d'un grossissement de 300 à 350.

Quelques microscopes présentent, dans leur partie mécanique, des dispositions propres qui leur permettent de répondre à des usages spéciaux ou à des conditions particulières d'installation.

Tel est le *microscope chimique* (modèle Nachet), qui est construit de manière que les vapeurs des acides employés dans les réactions micro-chimiques ne puissent détruire les lentilles ou empêcher la vision nette par suite de leur condensation (1).

Nous nous contenterons d'indiquer les *microscopes de voyage* qui, par leurs petites dimensions, par la facilité avec laquelle ils sont renfermés dans une boîte très-portative, offrent de

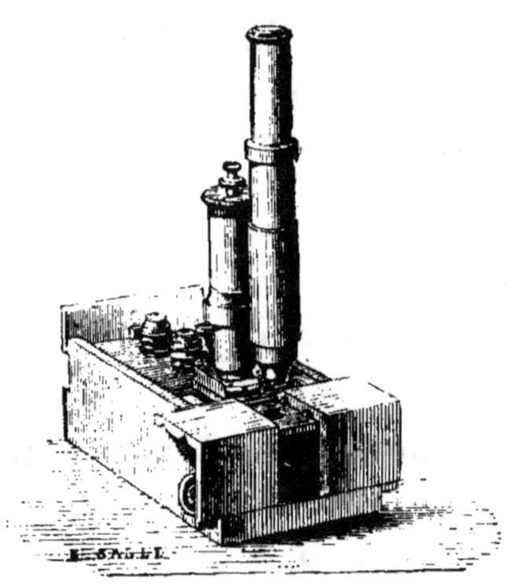

Fig. 10. — Microscope de poche monté.

sérieux avantages et seront destinés à rendre tous les jours de plus grands services, à mesure que les études microscopiques se répandent en médecine, et que certains précédés nés d'hier, comme par exemple la *numération des globules du sang*, forcent le médecin qui voyage dans l'intérêt de la science, à ne pas négliger d'em-

1. Ch. Robin, *Traité du microscope*, p. 172, fig. 77.

porter un microscope, pas plus qu'il n'oublie un thermomètre, un sphygmographe ou tout autre instrument d'exploration précise.

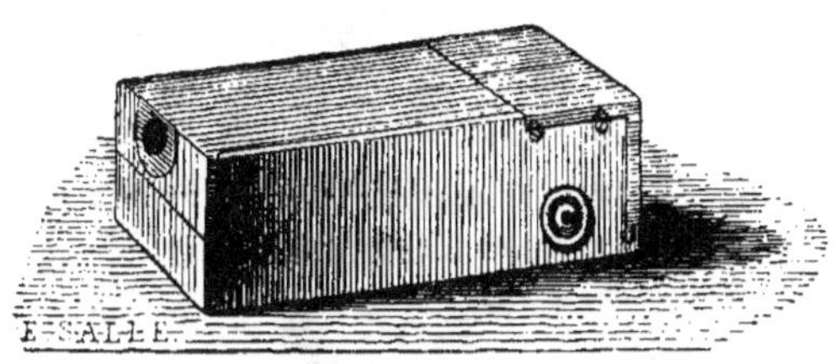

FIG. 11. — Microscope de poche renfermé dans sa boîte.

La figure 10 représente un microscope de Nachet, dit *microscope de poche*, tout monté et disposé pour l'observation. Dans la figure 11, on voit cet instrument renfermé dans sa boîte et réduit à une forme et des dimensions très-portatives. Cet instrument n'a que 70 millimètres de longueur sur 50 millimètres de largeur. — La figure 12 représente, tout monté, le microscope de voyage (de poche) de Verick. Pour rendre cet instrument portatif et pouvoir le renfermer dans une boîte longue de $0^m,20$ sur $0^m,10$ de large, le constructeur a réalisé plusieurs dispositions très-ingénieuses. Pour le fermer, il faut porter le miroir de gauche à droite, puis abaisser d'une main la virole noire A, pendant que l'autre main fait basculer la platine hori-

zontale B de droite à gauche pour la rendre
verticale. Ensuite, on retire le tube du microscope et on le réintroduit par l'ouverture oppo-
sée, entre l'écartement du pied, la platine et le
miroir. Dans cette nouvelle position, il faut

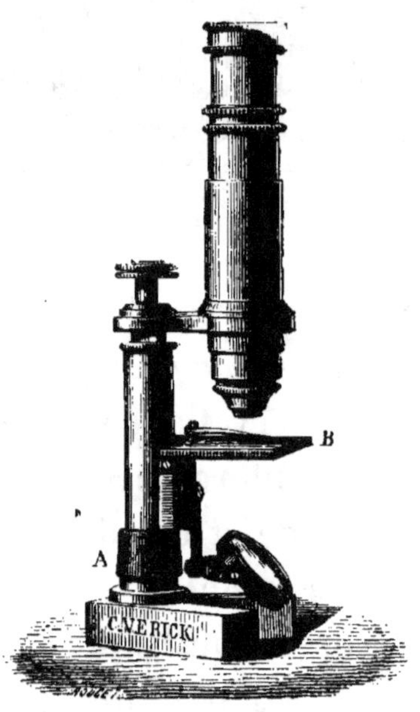

Fig. 12. — Microscope de voyage monté.

presser le tube de façon à pouvoir rapprocher
les deux branches du pied, comme on ferait d'un
compas. On place alors cet appareil, réduit
comme volume à sa plus simple expression, dans
sa boîte, ainsi que le montre la figure 13.

Nous ne saurions pousser plus loin cette revue des microscopes dits *portatifs*. Signalons cependant encore au lecteur les nombreuses dispositions adoptées à cet effet par les construc-

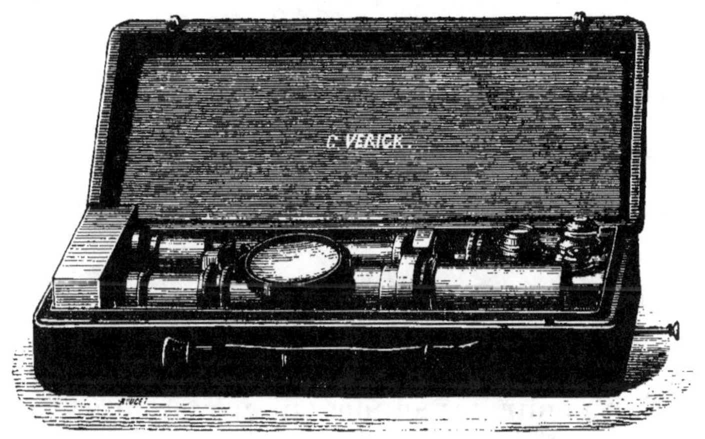

Fig. 13. — Microscope de voyage renfermé dans sa boîte.

teurs anglais (1), Beale's *Pocket Microscope;* Beale's *Demonstrating Microscope;* Baker's *Travelling Microscope;* King's *Pneumatic Aquarium Microscope,* etc., etc.

(1) Voy. la description avec figures dans Carpenter, *Traité du Microscope,* 1875, p. 106 et suiv.

CHAPITRE III

MANIEMENT DU MICROSCOPE.

1. Installation.

1° *Installation*. — Les conditions d'installation, pour les études microscopiques, ne sont pas indifférentes : la lumière du jour est celle qu'on doit préférer, comme moins fatigante pour la vue, et permettant seule d'opérer les dissections fines, les dissociations et diverses manipulations qui précèdent l'examen microscopique proprement dit, et doivent souvent l'interrompre et se combiner à lui. Cependant, on est parfois réduit, faute de lumière naturelle, à employer celle d'une lampe. Comme nous avons eu occasion de le dire (1), nous pouvons parfaitement rassurer les personnes qui n'auraient

____

1 Duval et Lereboullet, *Applications du microscope à la clinique et au diagnostic.* 2ᵉ édition, 1877.

pas confiance dans la fidélité et l'intensité de cette lumière : avec une lampe ordinaire, on peut parfaitement se livrer aux examens microscopiques les plus courants ; il suffit même d'une simple bougie, placée à $0^m,60$ en avant du microscope et à $0^m,25$ au-dessus du niveau de la table, pour obtenir un éclairage suffisant, pourvu que l'on parvienne, par le feu du miroir réflecteur, à projeter parfaitement l'image de la flamme sur la préparation qu'elle éclaire d'une lumière transmise, parfois même trop vive. Cet éclairage a l'inconvénient, comme celui que l'on obtient par les rayons directs du soleil, de donner à toutes les parties (fibres, enveloppes cellulaires, etc.) une apparence granuleuse, formée par une série de points brillants. Il faut, de plus, se souvenir que cette lumière artificielle est jaune : par suite, les objets colorés que l'on examine dans ces conditions ne présentent pas toujours exactement la nuance classique qui leur est attribuée ; mais, en général, ces divers inconvénients sont de peu d'importance, et on y remédie facilement en fixant sur le miroir une lame de verre coloré en bleu.

Pour permettre le travail à la lumière du gaz, les constructeurs de microscopes livrent aujourd'hui des appareils à gaz munis de verre de lampe bleus.

La lampe à pétrole, avec ou sans verre bleu, est, grâce à sa lumière blanche, très-recommandable pour les études microscopiques.

Mais les avantages de la lumière du jour sur toute lumière artificielle étant bien reconnus, on choisira de préférence comme lieu de travail un appartement recevant sa lumière du nord (lumière plus uniforme), et l'on placera l'instrument sur une table, non point tout contre la fenêtre, mais à un ou deux mètres dans l'intérieur de la pièce. Il est de plus très-avantageux de disposer entre la fenêtre et la tête de l'observateur, mais, plus près de celle-ci, un écran, dont le bord inférieur reste à 21 centimètres environ au-dessus du niveau de la table de travail, de manière à ce que la lumière parvienne largement sur le miroir du microscope et sur la table, mais qu'elle ne puisse arriver en trop grande abondance sur les yeux de l'observateur : on évite ainsi une fatigue souvent considérable par le fait du séjour prolongé en face d'une source de lumière ; de plus, lorsque l'œil est placé sur l'oculaire, il n'y a pas de rayons lumineux qui viennent latéralement ou de face :

on ne reçoit que les rayons lumineux envoyés par le microscope lui-même, et le champ d'observation en paraît d'autant plus clair et plus distinct. Ce dernier avantage est si incontestable, que beaucoup de personnes, quand elles éprouvent une certaine difficulté à bien distinguer ce qui se présente dans le champ du microscope mis cependant bien exactement au point, entourent, de leur main gauche pliée en demi-manchon, leur front et l'oculaire du microscope, et arrivent ainsi, en éliminant les rayons étrangers au microscope, à voir bien plus distinctement. L'écran réalise cette disposition d'une manière permanente et infiniment plus efficace ; son usage est une précaution que nous ne saurions trop recommander, et dont nous avons nous-même apprécié les avantages, après les avoir longtemps méconnus et négligés. On trouve chez les constructeurs de microscopes des écrans de ce genre, mobiles le long d'une tige métallique verticale, reposant elle-même sur un pied métallique mobile, mais solide et lourd.

2. Manœuvre du microscope; mise au point.

Ces dispositions préliminaires étant réalisées, l'observateur place un œil au-dessus de l'oculaire, regarde dans le microscope, pendant que d'une main il fait mouvoir le miroir, jusqu'à ce que celui-ci arrive dans une position telle, qu'il réfléchisse les rayons lumineux en les renvoyant dans l'appareil optique du microscope, et change en un champ lumineux le champ primitivement obscur. On place alors sur la platine du microscope la préparation à examiner et on procède à la *mise au point*, d'abord par les mouvements de glissement (en spirale) du tube du microscope dans son collier (ou à l'aide de la crémaillère, pour les instruments dont le tube est mû par cet appareil), puis à l'aide des mouvements lents qu'opère la vis micrométrique.

L'éducation du micrographe doit se faire en s'exerçant patiemment à ce travail de disposition du miroir et de mise au point, qu'on opérera successivement avec tous les objectifs dont on dispose et avec diverses préparations. On se sert, à cet effet, soit des *test-objets* que l'on trouve dans le commerce, soit de quelques préparations qu'il est facile d'exécuter extemporanément, comme celle des globules du sang, des écailles de papillons, des cellules épithéliales raclées avec l'ongle sur la surface de la langue ou la face interne des joues, etc.

Nous avons insisté précédemment sur tous les détails de construction de l'appareil de la mise au point (vis micrométrique) ; c'est que cet appareil doit être bien connu, puisque sa manœuvre exacte constitue l'un des points essentiels de l'éducation du micrographe. Il faut s'habituer à exécuter avec précision les mouvements de la vis, et à se rendre exactement compte de la marche (ascendante ou descendante) que l'on imprime ainsi au tube du microscope. Puisque c'est par ces mouvements que l'on présente à l'œil les différents plans constituant un objet, on conçoit que si, par suite de mouvements brusques et rapides de la vis, certains de ces plans ou de ces contours passent trop rapidement hors du foyer, l'objet devient incompréhensible.

La mise au point n'est pas la même pour un œil emmétrope, myope ou presbyte ; aussi conseille-t-on souvent aux myopes de garder leurs lunettes. Mais cette précaution ne suffit pas, et lorsqu'une personne, dont l'œil est normal, a mis le microscope au point pour sa vision, et qu'elle invite un myope à placer l'œil sur le microscope, il faut que ce second observateur, même gardant ses lunettes, procède, à l'aide de la vis micrométrique, à une nouvelle mise au point. C'est que, dans l'examen microscopique, l'œil s'accommode à la distance minima de la vision distincte, et qu'ainsi le myope opère un effort d'accommodation dont ses verres biconcaves ne sauraient détruire l'effet.

3. Éclairage.

A mesure que le débutant devient plus familier avec ces examens, il s'aperçoit, même dès la première séance, qu'il n'est pas avantageux, avec les forts grossissements, de se servir de l'éclairage trop vif de la lumière réfléchie traversant tout l'orifice de la platine. Il faut supprimer la partie périphérique de ces rayons, c'est-à-dire diminuer l'ouverture de la platine par l'emploi des *diaphragmes*. On donne ce nom à une plaque tournante placée au-dessous de la platine et percée de trous de diamètres différents : le mouvement de cette plaque permet d'éclairer la préparation par un orifice d'autant plus petit qu'on fait usage d'un objectif plus puissant. Dans les microscopes construits avec un grand soin, au lieu de cette plaque tournante on met en usage des *diaphragmes cylindriques*, c'est-à-dire des tubes cylindriques qui sont reçus dans le trou même de la platine et qui portent à leur extrémité supérieure un disque circulaire percé d'un orifice plus ou moins étroit. Ces différentes formes de diaphragmes ont pour effet de ne laisser arriver à l'objet examiné qu'un pinceau de rayons à peu près parallèles.

Dans quelques cas spéciaux, où il faut condenser la lumière sur la préparation, comme lorsqu'on se sert d'un microscope binoculaire, et surtout d'un *microscope bipersonnel de présentation*, ainsi que nous l'indiquerons plus loin, on s'efforce de faire arriver sur la préparation des rayons convergents dont le foyer soit sur l'objet même qu'on observe : on remplace à cet effet, dans les microscopes construits avec diaphragmes cylindriques, ces diaphragmes par des *condensateurs*, c'est-à-dire par un petit cylindre renfermant un jeu spécial de lentilles biconvexes ; nous n'insisterons pas sur ces dispositions peu utilisées dans les études médicales. Ajoutons seulement, par anticipation, que l'appareil à polarisation, dont nous parlerons plus loin, se place dans les microscopes, de même que les condensateurs, dans l'espace destiné à recevoir le diaphragme cylindre : il y a donc tout avantage à posséder un microscope dont la platine est disposée pour recevoir des diaphragmes cylindriques.

Nous n'avons parlé jusqu'ici, à propos de l'éclairage, que des variations résultant de la disposition de l'ouverture (platine, diaphragmes, condensateurs) que traversent les rayons lumineux réfléchis par le miroir ; nous avons supposé celui-ci disposé de manière à renvoyer la lumière à peu près verticalement de bas en haut à travers la préparation. Mais il peut y avoir avantage à faire arriver la lumière obliquement sur l'objet, de sorte que celui-ci, éclairé plus particulièrement d'un côté, semble projeter du côté opposé une ombre très-nette, qui accuse mieux les reliefs, comme cela arrive pour un corps éclairé par le soleil. A cet effet, on substitue à l'*éclairage droit* (ci-dessus) l'*éclairage oblique* en faisant exécuter au miroir (grâce à son articulation complexe, *voy.* fig. 5 et 6) un mouvement de latéralité. Ces mouvements sont impossibles, ou trop peu étendus pour être efficaces, avec les anciens microscopes français montés à *tambour*, c'est-à-dire dont le miroir était fixé et enfermé dans une boîte de cuivre ouverte seulement en avant et faisant corps avec la platine.

Enfin, on peut avoir à examiner des préparations opaques qui ne peuvent laisser passer la lumière du miroir, ou qui ont tout à gagner (comme effet de couleur) à être éclairées par la lumière réfléchie (comme les injections au chromate de plomb). On éclaire alors au moyen de la lentille L (fig. 5, p. 37) qu'on dispose, au moyen de son bras articulé, de manière à projeter un pinceau de lumière sur l'objet. Cet éclairage est bon pour des pièces injectées, dont on veut examiner l'ensemble bien plutôt que les détails, et pour lesquelles il suffit de faibles grossissements; mais, pour de forts grossissements, cet éclairage serait insuffisant et, du reste, inapplicable : on conçoit en effet que, dès qu'un objectif s'approche très-près de l'objet (fort grossissement), il sera impossible de faire arriver la lumière de la loupe sur le point observé : l'objectif fera ombre.

La préparation étant convenablement éclairée

et bien mise au point, l'observateur doit encore s'exercer à la faire mouvoir sur la platine du microscope, de manière à amener successivement dans le champ visuel les diverses parties qu'il a à examiner, à pouvoir faire la recherche d'éléments clair-semés dans un liquide, à pouvoir retrouver un point intéressant qu'il a déjà examiné et sur lequel il désire reporter son étude : dans cette manœuvre, les deux mains doivent toujours être occupées. D'une part, la main gauche fait exécuter à la vis micrométrique des demi-tours alternatifs dans les deux sens, afin de remédier aux déplacements de mise au point qui résultent de l'inégalité d'épaisseur des diverses parties de la préparation, ou afin d'examiner les divers plans de l'objet. D'autre part, la main droite fait mouvoir la préparation. En raison du renversement des objets par les lentilles du microscope, il faut exécuter ces mouvements à rebours : pousser de gauche à droite, lorsqu'on veut faire marcher l'image de la préparation de droite à gauche, et *vice versâ*. Mais l'habitude de ce renversement du mouvement se prend avec une facilité extrême, et il est tout à fait inutile d'avoir recours à l'emploi de platines mobiles ou à chariots que quelques constructeurs ont exécutées pour rendre plus faciles et plus précises ces translations de la préparation.

Quand l'observation s'est arrêtée sur un certain point de la préparation, et qu'on désire bien fixer celle-ci dans une position stable, de façon que le point intéressant occupe toujours la même place dans le champ du microscope (quand même on déplace celui-ci pour le faire passer à un observateur étudiant sur une table voisine, ou pour toute autre cause), on dispose de divers moyens de fixation. Le plus usité est formé par deux petites pinces (dites *valets*, fig. 5, p. 37), dont une courte branche se place dans des trous creusés à l'arrière de la platine, tandis que la longue branche, courbe et élastique, vient presser sur les extrémités du verre porte-objet et l'applique fortement sur la platine.

4. Exercices micrographiques.

Pour arriver à réaliser parfaitement ces diverses manœuvres de mise au point, d'éclairage, de mouvements de la préparation, nous engageons le débutant à se livrer à quelques exercices sur des préparations qui, en raison même de leur intérêt captivant, amènent l'observateur à se rendre rapidement maître de toutes les difficultés mécaniques. Parmi les exercices de ce genre, nous ne saurions rien recommander de plus utile que l'examen de la circulation ou des mouvements des cils vibratiles.

Le mésentère d'une grenouille vivante étant étalé sur une fenêtre pratiquée dans une plaque de liége, il est facile de le recouvrir d'une lamelle mince, de porter le tout sur la platine du microscope, et d'examiner successivement les divers vaisseaux que parcourt le torrent sanguin; avec les faibles objectifs, le spectacle de la circulation dans les veinules et les artérioles montre un double courant, de sens inverses; avec les grossissements plus considérables, l'œil peut, dans les capillaires, voir les globules sanguins défiler un à un. L'observateur se trouve de suite aux prises avec les difficultés les plus grandes de la mise au point, et cependant la netteté des détails, la variété incessante de leurs aspects, le forcent au bout de peu de temps, en raison de leur intérêt même, à devenir très-habile dans l'art d'examiner un élément anatomique mobile, en le poursuivant dans ses déplacements verticaux à l'aide de la vis micrométrique (mise au point) et dans ses déplacements horizontaux à l'aide des mouvements imprimés à la préparation elle-même.

L'examen des mouvements vibratiles se fait on ne peut plus facilement sur les éléments des branchies des mollusques acéphales (huîtres, moules) ; un léger lambeau de ce tissu est enlevé avec une pince et placé sur la plaque porte-objet dans une goutte du liquide même que renferment les valves du mollusque. Deux petits débris de papier sont placés de chaque côté de la préparation afin d'éviter son écrasement par la lamelle mince dont on la recouvre. Placée sur la platine du microscope, cette préparation si simple offre à l'observateur un spectacle des plus captivants qu'il soit donné d'examiner à l'aide de cet instrument. Quand la préparation vient d'être exécutée, les mouvements des cils vibratiles sont si rapides qu'il est presque impossible de voir autre chose que l'espèce d'onde résultant de leur agitation régulière et pour ainsi dire péristaltique ; mais ce mouvement se ralentit peu à peu et, au bout d'une heure, on distingue isolément chaque cil, se courbant et se redressant successivement, ou bien, selon les régions, décrivant une sorte de cône, qui a pour base son extrémité libre.

L'observateur doit s'habituer à ne pas confondre les images des objets qu'il étudie avec certaines images qui se produisent en vertu des dispositions anatomiques de l'œil, c'est-à-dire qui résultent de l'irrégularité des membranes ou de la présence de corps flottants dans les milieux du globe oculaire. C'est ce qu'on appelle des *images endoscopiques* ou *entoptiques* ou vulgairement *mouches volantes*. Elles se présentent sous la forme de petits globules, parfaitement ronds, d'égal volume, réunis en une masse unique, c'est-à-dire qu'ils ne se déplacent pas les uns par rapport aux autres, mais se meuvent ensemble, dit Ch. Robin, comme un nuage floconneux. C'est principalement au début des études microscopiques et quand on fait des observations après le repas, ou après quelque fatigue morale ou physique, que ces images entoptiques se présentent d'une manière gênante ; l'éclairage artificiel (à la lampe) les rend encore plus sensibles. Il est cependant facile, sinon de s'en débarrasser (car plus on se frotte les yeux, plus elles deviennent apparentes), du moins de bien les distinguer des images produites par les détails de la préparation. Il suffit, à cet effet, de faire mouvoir la préparation sur la platine du microscope, pour constater que les images purement subjectives (entoptiques) ne se déplacent pas, et que si, par les mouvements des yeux, elles subissent quelque déplacement, celui-ci ne se fait ni dans le même sens ni avec la même vitesse que celui de la préparation. Ajoutons, enfin, que la présence de ces mouches volantes ne doit en rien effrayer l'étudiant micrographe relativement à l'état de ses organes visuels : « Il faut être prévenu, dit Ch. Robin, que leur existence est tout à fait insignifiante, en ce sens qu'elles existent chez tous les individus sans exception, aussi bien chez les commençants qui sont les premiers à s'en préoccuper, que chez ceux qui emploient le microscope depuis longtemps et ont perdu l'habitude d'y faire attention. »

Puisque nous venons de parler des images entopiques dont l'œil de l'observateur est le siége, nous dirons quelques mots sur la manière dont il faut user de ses yeux dans les études microscopiques. On a de la tendance, au début de ces études, à ne regarder dans le microscope qu'avec un seul œil, en tenant l'autre fermé. Cet effort, pour occlure un seul orifice palpébral, cause souvent une fatigue sensible : il faut donc s'habituer, dès le début, *à laisser ouvert l'œil qui n'observe pas;* il suffit d'un peu d'exercice, pour que l'observateur s'apprenne à ne plus tenir aucun compte des images qui sont données par cet œil, et à ne *voir* que les objets microscopiques qui se peignent dans l'œil placé sur l'oculaire du microscope. Si quelques personnes éprouvent une certaine difficulté, **au début**, à laisser passer inaperçu le champ lumineux sous-jacent à l'œil inactif, il leur suffira de couvrir ce champ d'un voile sombre, c'est-à-dire de placer à côté du pied du microscope un papier ou un drap noir.

D'autre part, il faut s'habituer à pouvoir se servir de l'un et de l'autre œil pour l'examen microscopique : de cette manière, lorsqu'une étude dure longtemps, on peut employer alternativement l'œil droit et l'œil gauche, et l'on évite ainsi toute fatigue locale. Carpenter attribue à l'observation de cette règle (un emploi alternatif de chacun des yeux) l'immunité avec laquelle il a pu se livrer, pendant de longues périodes, à une observation presque continue au microscope.

Consultez. — LEEUWENHOECK, *Philosoph. Transact.*, 1708 à 1709, et Opera omnia, Lugd. Bat., 1722 (4 vol.).

JOBLOT (L.), Description et usage de plusieurs nouveaux microscopes. Paris, 1718, avec 32 pl. — Observations faites avec le microscope. Paris, 1754, avec 53 pl.

LIEBERKUHN, *Mém. de l'Acad. de Berlin*, 1734.

BACHER (H.), The microscope. London, 1743, avec 14 pl. — Employment for the microscope. London, 1753. — Le micro-scope à la portée de tout le monde ; trad. de l'anglais, sur l'édit. de 1743. Paris, 1754.

DE CHAULNES, Description d'un microscope et de différents micromètres. Paris, 1768 (*Méd. de l'Acad. des scien.* 1767, p. 423).

ADAMS (Georges), Micrographia illustrata. London, 1746, édit. de 1771, avec 71 pl.

JULIA DE FONTENELLE, Guide pour les recherches et observations microscopiques ; trad. de la 7e édit. angl. de Gould. Paris, 1826.

BREWSTER, A treatise of the microscope. Londres, 1837.

MANDL (L.), Traité pratique du microscope, suivi des recherches sur l'organisation des infusoires, par Ehrenberg. Paris, 1839.

CHEVALIER (Charles), Manuel du micrographe. Paris, 1839.

MARTINS (Ch.), Du microscope. Thèse de Paris, 1839.

VOGEL (J.), Anleitung zum Gebrauche des Mikroskopes. Leipzig, 1841.

PURKINJE, art. MIKROSKOP (Wagner's *Handwört. der Physiologie*, t. II, 1844).

HARTING, Het Mikroskoop deszelfs gebruik, geschiedenis en tegenwoordige toestandt. Utrecht, 1848-51.

QUEKETT (J.), A practical Treatise on the use of the Microscope, London, 1848.

ROBIN (Ch.), Du Microscope et des injections. Paris, 1848. — Mémoire sur les divers modes de la naissance de la substance organisée en général et des éléments anatomiques en particulier (*Journal de l'anatomie et de la physiologie*, 1864). — Traité du microscope, son mode d'emploi, ses applications. Paris, 1871, in-8 avec figures. — 2e édition. Paris, 1877.

Sur les colorations noires hématiques et mélaniques (*Journal de l'anatomie*, 1872). (Procédés et réaction pour distinguer les pigments sanguins et mélaniques). — Anatomie et physiologie cellulaires. Paris, 1873, in-8, fig.

Rochoux, Principes de philosophie naturelle appuyés sur des observations microscopiques (*Bull. de l'Acad. de méd.* 1812-43, t. VIII. p. 193). — De l'étude microscopique des productions accidentelles (*Bull. de l'Acad. de méd.* 1844-45, t. X, p. 522).

Dujardin, Manuel de l'observateur au microscope. Paris, 1843 (*Atlas* de 30 pl. 1842).

Lerebours (N.-P.), Galerie microscopique. Traduction du *Microscop. Cabinet* de Pritchard, augmentée de notes. Paris, 1843. — Description des microscopes achromatiques simplifiés. Paris, 1839. — Instruction pratique sur les microscopes, contenant la description des microscopes achromatiques simplifiés. Paris, 1846.

Donné (A.-L.), Cours de microscopie complémentaire des études médicales (anatomie microscopique des fluides de l'économie). Paris, 1844.

Donné et Foucault (L.), Cours de microscopie. Atlas exécuté d'après nature au microscope daguerréotype. Paris, 1845.

Nachet, *Comptes rendus de l'Académie des sciences.* 1842, t. XIV, p. 817. — Sur un nouveau microscope approprié aux besoins des démonstrations anatomiques (*Compt. rend. de la Soc. de biologie*, p. 141, 1853).

Lacauchie (A. F.), Études hydrotomiques et micrographiques. Paris, 1844.

Langenbeck (C.-J.), Mikroskopische-anatomische Abbildungen. Göttingen, 1846-1854.

Hannover (Ad.), De la construction et de l'emploi du microscope; trad. par Ch. Chevalier. Paris, 1855. (Cet ouvrage renferme des *tableaux micrométriques* pour servir à la comparaison et à la réduction des diverses mesures employées en *micrométrie.*)

Quekett, A practical Treatise on the use of the Microscope. London. 1848, 3e édit. including the different methods of preparing and examining anim., veget., etc. London, 1855.

MICHEL (M.), Du microscope et de ses applications à l'anatomie pathologique, au diagnostic, etc. Paris, 1857.

BRACHET (Ach.), Exposé du principe sur lequel reposent les meilleurs microscopes dioptriques. Paris, 1858. — Microscope dioptrique (*Bull. de l'Acad. de méd.* 1859-60, t. XXV, p. 1030 et 1095). — Sur la restauration du microscope catadioptrique. Paris, 1860.

COULIER, Manuel pratique du microscope appliqué à la médecine. Paris, 1859.

THURY, Notice sur les microscopes (*Archives des sciences de la Bibliothèque universelle.* Genève, août 1860).

SCHACHT (H.), Das Mikroskop und seine Anwendung. Berlin, 1852, 3e édit., 1862.

CHEVALIER (Arthur), L'étudiant micrographe, 2e édit., Paris, 1865.

HARTING, Das Mikroscop ; traduit du hollandais en allemand par W. Theile. Braunschweig, 1858, et 2e édition, 1866. Pour les questions historiques voir : livre III, *Histoire du microscope.*)

BEALE (Lionel), The microscop in its application to the practical medicine. London, 1867. — How to work with the microscope. 4e édit. London, 1868.

FREY (H.), Le microscope ; trad. par P. Spilmann. Paris, 1867.

HEURCK (Henri van), Le microscope, sa construction, son maniement et ses applications. Anvers, 1865, 2e édit. Anvers, 1869.

HAGER (H.), Das Mikroskop und seine Anwendung. Berlin, 1873.

CARPENTER (W.B.), The microscope and its revelations. 5e édit. London, 1875.

LATTEUX (Paul), Manuel de technique microscopique. Paris, 1877.

PELLETAN (J.), Le microscope, son emploi et ses applications. Paris, 1876.

CHAPITRE IV

APPAREILS ANNEXES ET COMPLÉMENTAIRES DU MICROSCOPE.

On s'étonnera peut-être de voir la description des objectifs à correction et à immersion faite à propos des appareils annexes ou complémentaires du microscope. C'est que ces objectifs, qui représentent un grand perfectionnement, ne sont pas d'un usage journalier, si ce n'est dans certaines études spéciales : en tout cas ils ne doivent pas être mis dès le début entre les mains de celui qui commence des études microscopiques. C'est pourquoi nous avons cru devoir joindre la description de ces objectifs à celle d'appareils plus ou moins compliqués, dont l'usage demande déjà une certaine habitude pratique : cet ordre d'exposition est plus en rapport avec le but essentiellement didactique de ce petit traité technique.

Parmi les divers appareils annexes du microscope, employés soit pour en rendre le maniement plus facile, soit pour y introduire de nouveaux modes d'investigation, soit enfin pour rendre cet instrument plus propre à des démonstrations publiques, nous parlerons successivement : du revolver porte-objectif ; du microscope pour démonstrations ; des microscopes binoculaires ; de la chambre claire et des micromètres (mensuration des objets et mesure de grossissement) ; des appareils de polarisation et enfin de la microspectroscopie.

1. Objectifs à correction et à immersion.

En étudiant la manière de préparer les éléments anatomiques ou les fragments de tissus (1), nous démontrerons les avantages qu'on trouve, d'une manière générale, à plonger les objets examinés dans une goutte de liquide homogène (eau, glycérine) et à recouvrir le tout d'une mince lamelle de verre. Mais cette lamelle elle-même joue, dans la marche des rayons lumineux, un rôle dont il faut tenir compte quand on se sert de forts grossissements. Elle agit

(1) Voy. ci-après 2e partie.

comme milieu réfringent et produit dans les rayons lumineux qui la traversent une déviation sensible, surtout pour les rayons les plus éloignés du centre, c'est-à-dire les plus obliques. Il est donc facile de comprendre qu'avec un objectif à petit angle d'ouverture (*voy.* p. 28), les rayons efficaces traversant la lame de verre avec de faibles obliquités, les différences d'épaisseur de cette dernière n'influent que fort peu sur la précision de l'image. Mais il n'en est pas de même avec les objectifs puissants à grand angle d'ouverture : avec ceux-ci l'image n'est vraiment pure qu'en faisant usage d'une lamelle d'une épaisseur déterminée, c'est-à-dire d'une lamelle en tout semblable à celle qui a servi à régler l'objectif. Au lieu donc de chercher, chose presque impossible, à se servir toujours de lamelles d'une épaisseur mathématiquement la même, on a cherché à réaliser un mécanisme d'adaptation (de correction) de l'objectif pour les diverses épaisseurs. Jackson Lister a montré le premier que ce but pouvait être atteint en modifiant l'écartement des diverses lentilles qui constituent le jeu de l'objectif (*voy.* p. 27), et les divers constructeurs ont réalisé ce genre de correction (inauguré par

Andrew Ross, 1837) en laissant fixe la lentille inférieure (dite lentille frontale) et rendant mobiles celles situées au-dessus. Le mécanisme employé consiste simplement en un collier (fig. 14) dont la rotation rapproche ou éloigne les lentilles supérieures. Un petit index, corres-

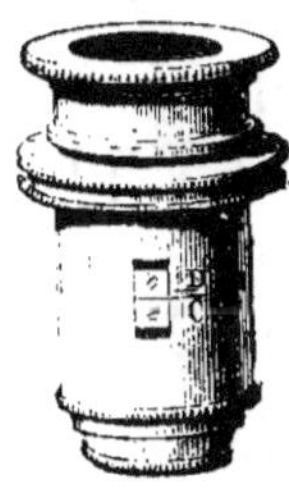

Fig. 14. — Objectif à correction. — Un petit index, correspondant aux lignes D et C (découvert et couvert), indique la direction à donner, pour obtenir la correction, aux mouvements produits par la rotation du collier qui forme la partie la plus large de l'objectif.

pondant aux lignes D et C, indique la direction à donner au mouvement pour corriger, selon que la préparation est découverte (D) ou couverte d'un verre très-mince, ou bien couverte d'un verre relativement épais (C).

Une disposition, que les constructeurs combinent d'ordinaire avec la précédente, a pour objet de remédier à la fois à la forte dispersion de lumière qui résulte de la réfraction subie par les rayons lumineux à leur sortie de la lamelle,

et à celle qui résulte de leur réflexion sur la surface polie de la lentille objective inférieure
(lentille frontale). Pour remédier à ces diverses
causes de diffusion et de manque d'éclat de l'i-
mage, il suffit de supprimer la couche d'air qui
est entre la lamelle couvre-objet et la lentille frontale, c'est-à-dire d'interposer, entre ces deux milieux de verre, un liquide ayant un pouvoir réfringent à peu près égal à celui du verre. Tel est le
but des *objectifs à immersion*, qui sont construits
d'une façon spéciale, de manière à être appro-
priés à la grande épaisseur de la couche réfrin-
gente que parcourent les rayons lumineux. Pour
s'en servir, on dépose sur la lentille inférieure
de l'objectif une goutte d'eau ; on fait de même
sur la face supérieure de la lamelle qui couvre la
préparation, et on abaisse le tube du microscope
jusqu'à ce que les deux gouttes, se confondant,
constituent une couche unique, et l'on met
exactement au point à l'aide de la vis micrométrique. On se sert d'eau distillée, laquelle ne
contient aucun sel qui puisse, après dessiccation,
former un dépôt sur la surface inférieure de
l'objectif. Il va sans dire que l'emploi même de
l'eau distillée ne dispense pas d'essuyer soigneusement l'objectif après qu'on en a fait usage.

2. Revolver porte-objectif.

Ce petit appareil se compose essentiellement d'une pièce tournante qui apporte successivement, à l'extrémité inférieure du tube du microscope, l'objectif dont on a besoin : on évite ainsi une grande perte de temps, puisqu'on n'est

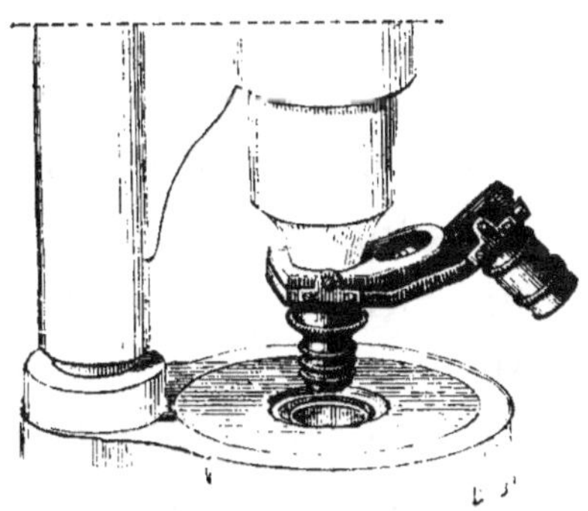

Fig. — 15. Revolver porte-objectif de Nachet.

pas obligé de visser et de dévisser successivement les objectifs. Dans le revolver le plus usité, le centre de rotation est placé obliquement en haut et en dehors de l'extrémité inférieure du cône porte-objectif, de façon que celui des deux objectifs dont on ne se sert pas pour le moment se trouve relevé obliquement (fig. 15) et ne redevient vertical qu'au moment où, par la rotation de la plaque commune, on l'amène à s'ajuster dans l'axe du microscope.

3. Microscopes à deux corps.

On a construit des microscopes à deux et trois corps, avec un seul objectif permettant par suite à deux ou trois observateurs d'examiner simultanément une même préparation. Nous n'entrerons pas dans tous les détails de la disposition de chacun de ces appareils : ils ont tous pour principe l'emploi de prismes, comme l'appareil que nous allons particulièrement étudier; d'après Carpenter, le microscope binoculaire aurait été imaginé par Riddel (de la Nouvelle-Orléans), puis perfectionné par Wenham (1).

A. *Microscope binoculaire stéréoscopique.* — Envisageant simplement la question au point de vue pratique, nous ne nous arrêterons que sur l'étude du *microscope binoculaire à vision stéréoscopique*, parce que nous le croyons appelé à rendre de réels services. Pour ne citer qu'un exemple, nous dirons que le fait de la diapédèse des globules blancs (théorie de la suppuration,

(1) *Voy.* Carpenter, *The Microscope*, 1875, p. 62. — Arth. Chevalier, *op. cit.*, p. 101.

d'après Conheim) doit être étudié avec le microscope binoculaire stéréoscopique, et que ce genre
d'observation permettant, par la notion des
plans, de se rendre un compte exact de ce qui
se passe au-dessus et au-dessous du vaisseau en
expérience (mésentère de la grenouille), nous a
déjà donné des résultats qui ne nous paraissent
point confirmer la théorie de la diapédèse, du
moins telle qu'elle a été énoncée par Conheim.

Nous ne donnerons, sur le microscope stéréoscopique, que les détails théoriques stricte-
ment nécessaires pour en comprendre le mécanisme et la pratique. Nous empruntons ces
détails à l'excellent traité de A. Moitessier (1).

La figure 16 indique la disposition des prismes qui constituent l'appareil du microscope
dit pseudo-stéréoscopique de Nachet. Au-dessus
de l'objectif O se trouve un petit prisme A
(fig. 16, n° 1), dont une face inclinée réfléchit
totalement, dans la direction AB, tous les rayons
émanés de la partie gauche de la lentille objective. Ces rayons éprouvent une seconde réflexion totale sur la face d'un deuxième prisme
B, et sont ensuite transmis dans le tube du

(1) Moitessier, *La photographie appliquée aux recherches
micrographiques*. Paris, 1866.

microscope correspondant à l'œil droit. Quant aux rayons provenant de la moitié droite de l'objectif, ils continuent leur marche sans éprouver de déviation dans la portion du prisme à faces parallèles, et arrivent directement dans l'œil gauche par le tube et l'oculaire correspondant. Les deux yeux perçoivent donc des images vues par l'objectif dans des directions différentes, ce

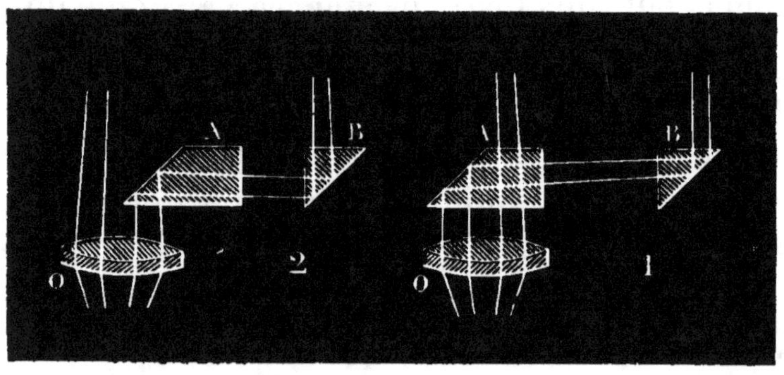

Fig. 16. — Prismes du microscope pseudo-stéréoscopique.

qui produit la sensation du relief (vue stéréoscopique). Remarquons, de plus, que, de la disposition décrite, il résulte que les images sont croisées; c'est là la condition nécessaire pour la vue du relief au microscope, condition pour l'explication de laquelle nous renvoyons au traité de Jamin (1). Si, au lieu que la portion droite

(1) Jamin, *Traité de physique*, 1866, t. III.

des rayons lumineux de l'oculaire soit envoyée à l'œil gauche, et la portion gauche à l'œil droit, chaque œil recevait les rayons lumineux émanés du côté correspondant, il se produirait alors l'illusion inverse à celle de la vue du relief ; en effet, tous les microscopes binoculaires dans lesquels les images ne sont pas croisées, ne donnent pas des images stéréoscopiques, mais pseudoscopiques. C'est ce qu'on obtient également dans le microscope dont nous venons d'indiquer le principe, en changeant très-simplement la disposition des prismes. En effet, le prisme A (fig. 16) peut glisser dans une position horizontale et prendre alors la position indiquée fig. 16, n° 2. Dans ce cas, ce sont les rayons émanés de la partie droite qui sont transmis directement à l'œil droit, tandis que les seconds arrivent à l'œil gauche après deux réflexions totales (ou inversement). Il y a donc interversion complète dans le rapport des images perçues par chacun des deux yeux, et l'effet stéréoscopique se trouve changé en effet *pseudoscopique*, c'est-à-dire qu'à la sensation de relief succède une sensation de creux des plus évidentes.

L'appareil de prismes, dont nous venons d'indiquer le rôle, placé à la partie inférieure d'un microscope à deux tubes (c'est-à-dire avec deux oculaires) au-dessus de l'objectif unique, est renfermé dans une petite boîte prismatique de cuivre, et un bouton qui sort à l'extérieur permet d'imprimer au prisme mobile le changement de position qui vient d'être indiqué, c'est-à-dire que chacun des tubes oculaires peut recevoir, à volonté et successivement, chacune des images correspondant soit à l'œil droit, soit à l'œil gauche.

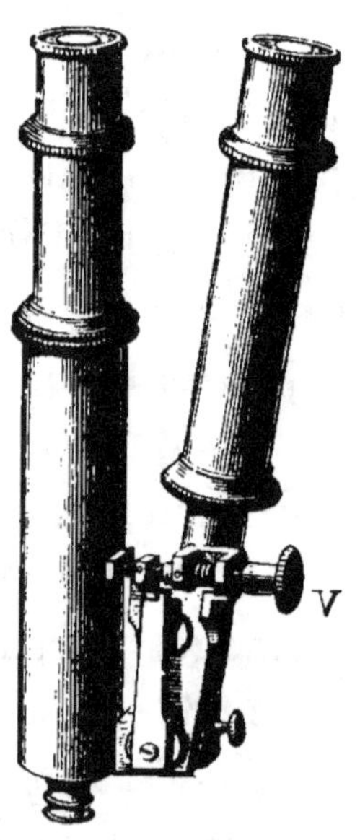

Fig. 17. — Microscope binoculaire.

Ajoutons que des détails particuliers de construction, dans l'étude desquels nous ne saurions entrer longuement ici, permettent de régler l'écartement des deux tubes oculaires selon le degré d'écartement des yeux des différents observateurs. La figure 17 représente le système Nachet, propre à l'écartement des oculaires au moyen de la vis V, sans que cet écartement produise le moindre dérangement dans les images.

On a construit (Hartnach et Prazmowski) un oculaire binoculaire, par lequel on remplace l'oculaire ordinaire lorsque l'on veut observer avec les deux yeux. Cet instrument a l'avantage de s'adapter à n'importe quel microscope ; mais si l'on considère la disposition des prismes qui le composent (1), on comprendra facilement que cet instrument ne saurait donner aussi parfaitement l'effet stéréoscopique. Nous comprenons donc bien qu'en se rapportant à ce seul appareil binoculaire, on puisse dire, avec Ranvier, que le microscope binoculaire n'est pas stéréoscopique, que « la sensation du relief y est le produit d'une illusion fondée sur l'habitude ; » mais toute personne qui aura observé avec le microscope binoculaire de Nachet reconnaîtra et déclara-

____

(1) Ranvier, *Traité technique d'histologie*, p. 37, fig. 21.

rera formellement que la sensation de relief y est on ne peut plus nette, qu'elle s'impose, et qu'elle produit des effets aussi saisissants que ceux obtenus avec les stéréoscopes proprement dits et connus aujourd'hui de tout le monde.

B. *Microscope bipersonnel de présentation.* — Si l'on suppose que le microscope binoculaire que nous venons de décrire présente, entre ses deux corps, un écartement suffisant pour que deux personnes puissent, sans se gêner mutuellement, observer simultanément, on obtiendra un appareil non plus binoculaire, mais bipersonnel, un appareil de démonstration, ou de présentation.

La disposition de ce microscope diffère trop peu de celle du précédent, pour que nous ayons à entrer dans sa description : les figures 18 et 19 suffiront du reste pour donner une idée nette de son installation et de sa partie optique.

Mais nous devons insister ici sur les avantages de cet appareil beaucoup trop négligé : lorsqu'il s'agit d'examiner des préparations qui ne demandent pas un fort grossissement, lorsqu'il s'agit d'observer la disposition des éléments d'un tissu, de démontrer une série de faits d'anatomie microscopique, comme par exemple de suivre

sur une coupe du bulbe un nerf crânien de son
origine apparente vers son noyau ou origine
réelle, il est difficile, pour faire cette démonstration, d'indiquer les mouvements de transla-
tion que la personne à laquelle on soumet la

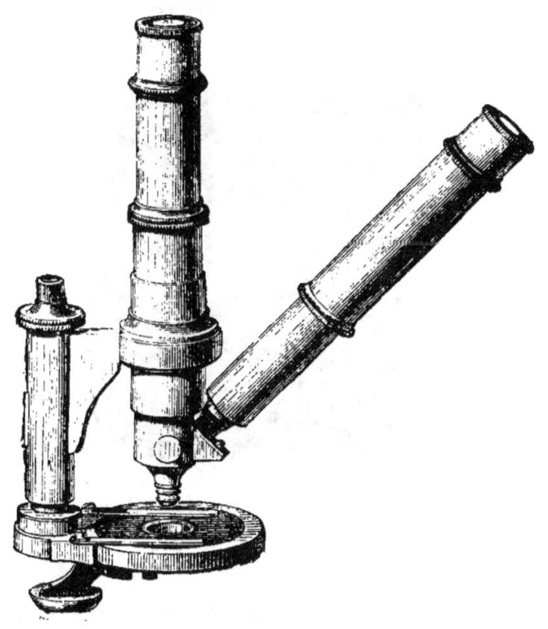

Fig. 18. — Microscope de démonstration à deux corps (modèle
Nachet).

pièce doit faire subir à celle-ci pour en examiner
les détails dans l'ordre voulu. On conçoit au
contraire combien il est avantageux que celui
qui démontre et celui qui suit la démonstration,
puissent examiner en même temps l'objet de

cette démontration : les deux personnes sont alors relativement à la préparation comme elles seraient en face d'un dessin sur lequel l'une montrerait certains détails à l'autre. Dans les études sur l'anatomie microscopique du système nerveux, dans les études d'embryologie,

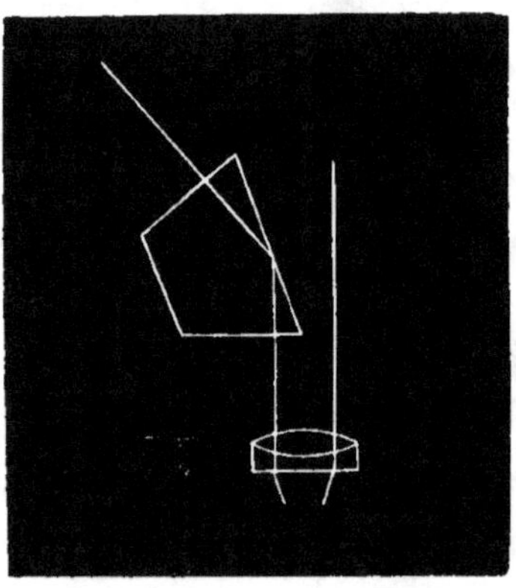

Fig. 19. — Disposition du prisme séparateur du microscope à deux corps.

ce *microscope de présentation* nous a rendu de tels services, que nous ne saurions assez le recommander pour l'enseignement en général, et en particulier pour tous les cas où un observateur, ayant à démontrer le résultat de ses recherches, veut être bien sûr de fixer immédiatement l'attention de son auditeur sur le point précis qu'il soumet à son examen.

4. Microscope portatif à démonstration.

Parmi les formes de microscopes adaptés à un but spécial et qu'il est bon de connaître, nous signalerons encore le *microscope à démonstrations portatif* de Nachet (fig. 20). La figure que

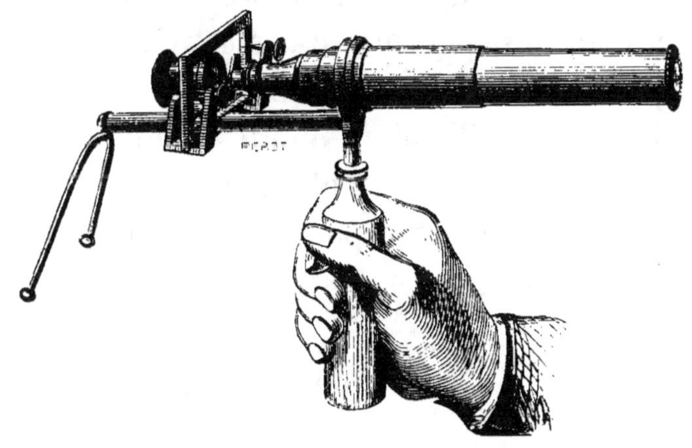

Fig. 20. — Microscope à démonstrations portatif de Nachet.

nous en donnons suffit pour faire comprendre les avantages de cet instrument, que l'on peut passer de main en main dans un auditoire nombreux. Nous donnerons seulement quelques détails sur sa platine, construite d'une manière différente de ce que nous avons décrit jusqu'ici. Cette platine a la forme d'un rectangle allongé transversalement et ouvert au milieu ; la préparation, au lieu d'être posée sur cette platine, est fixée au-dessous à l'aide de deux petites pinces à bascule. Cette disposition est utile parce qu'elle dispense du soin de mettre au point chaque nouvelle préparation : en effet, il n'y a plus à tenir compte de l'épaisseur différente des lames porte-objet des diverses préparations, puisque ces lames se placent au-dessous de la platine, et qu'ainsi les objets examinés, sur quelque lame de verre qu'ils soient montés, sont toujours à la même distance de l'objectif. Cette disposition était indispensable pour un instrument destiné à circuler dans un cours.

5. Chambres claires.

Les chambres claires sont indispensables pour prendre un croquis exact des objets microscopiques : elle sont aussi indispensables pour procéder, selon l'une des méthodes que nous indiquerons, à la mensuration des objets microscopiques (éléments anatomiques).

Deux chambres claires sont plus particulièrement en usage pour les études histologiques : la *chambre claire de Nachet*, et la *chambre claire d'Oberhaeuser* (construite par C. Verick).

A. *Chambre claire de Nachet.* — Cet appareil, très-simple, est en même temps d'un petit volume : la figure 21 le représente en place, c'est-à-dire adapté au-dessus de l'oculaire, et cette figure nous semble suffisante pour indiquer la manière dont on doit disposer l'appareil ; quant à sa partie optique, la figure 22 montre la marche des

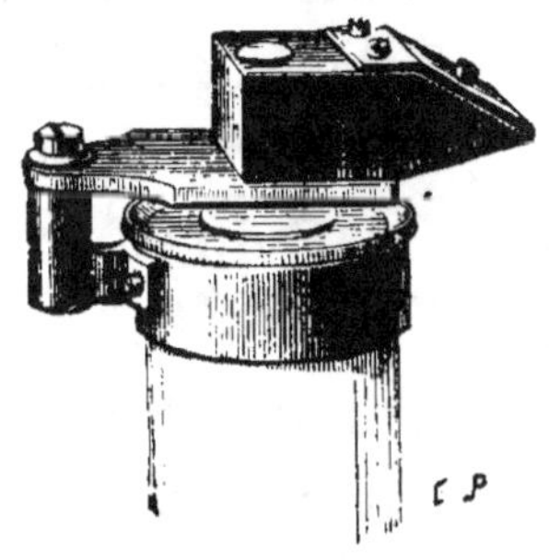

Fig. 21. — Chambre claire de Nachet.

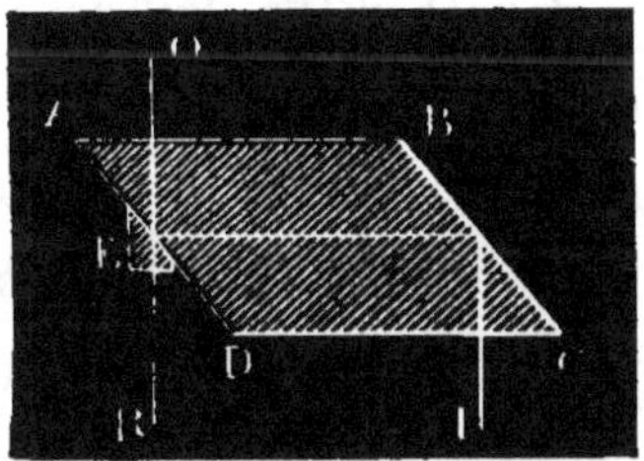

Fig. 22.— Prismes de la chambre claire et marche des rayons lumineux.

rayons lumineux. En effet, cet appareil se compose d'un prisme ayant la forme d'un parallélipipède (ABCD) (fig. 32), dont la face BC, placée en saillie au-dessus de l'oculaire, reçoit les rayons venus de tout objet placé à côté du microscope, par exemple d'une feuille de papier placée sur la table, et de la pointe d'un crayon que l'observateur promène sur ce papier. Ces rayons (I) sont ramenés, par réflexion totale, sur la face **BC**, dans la direction horizontale, puis réfléchis de nouveau par la surface **AD**, située directement au-dessus de l'oculaire, et renvoyés finalement dans l'œil de l'observateur (O). Mais en même temps que cette dernière face (**AD**) opère cette réflexion, elle joue, pour une petite partie de sa surface, le rôle d'une lame parallèle, par l'adjonction d'un petit prisme rectangle (**E**) dont l'hypoténuse est collée par un mastic transparent sur la surface inclinée (AD) du parallélipipède, de telle sorte que les rayons R, venant former dans l'œil l'image de la préparation, passeront par ce petit prisme sans déviation aucune. En définitive, l'œil de l'observateur, regardant dans le microscope à travers la chambre claire, aperçoit en même temps la préparation mise précédemment au point, et la pointe du crayon sur le papier placé sur la table, près du pied du microscope. Ces deux images, provenant de sources différentes, se confondent dans l'œil de l'observateur, de sorte que l'objet vu au microscope se projette sur le papier en question, et qu'on peut, avec le crayon, en suivre et en fixer les contours.

C'est ainsi qu'on prend le dessin d'un objet

microscopique. Pour que le papier, ou plutôt la pointe du crayon soit placée à la distance de la vision distincte, on peut, selon les conditions de la vue (myopie), placer la feuille de papier non sur la table, à côté du pied du microscope, mais sur un plan plus élevé : on dispose, par exemple, deux ou trois livres de diverses épaisseurs, de façon que le papier sur lequel on dessine se trouve sur un plan faisant suite à celui de la platine du microscope. Il faut enfin établir un certain équilibre entre la lumière contenue dans le champ du microscope et celle réfléchie par le papier ; d'ordinaire le papier blanc est trop éclairé, et, par son éclat, fait paraître la préparation obscure ; on remédie à cet inconvénient en employant, pour prendre ces croquis, du papier de couleur, ou en interposant un verre bleu sur le trajet des rayons lumineux envoyés pas la feuille de papier.

B. Chambre claire d'Oberhauser.—La figure 23 représente cet appareil, d'un volume un peu plus considérable que le précédent, adapté au microscope dit *moyen modèle* de Verick. On voit que cette chambre claire est formée d'un tube horizontal, supporté par un tube vertical, ce dernier (peu visible dans la figure) s'adaptant sur le microscope à la place de l'oculaire. Au

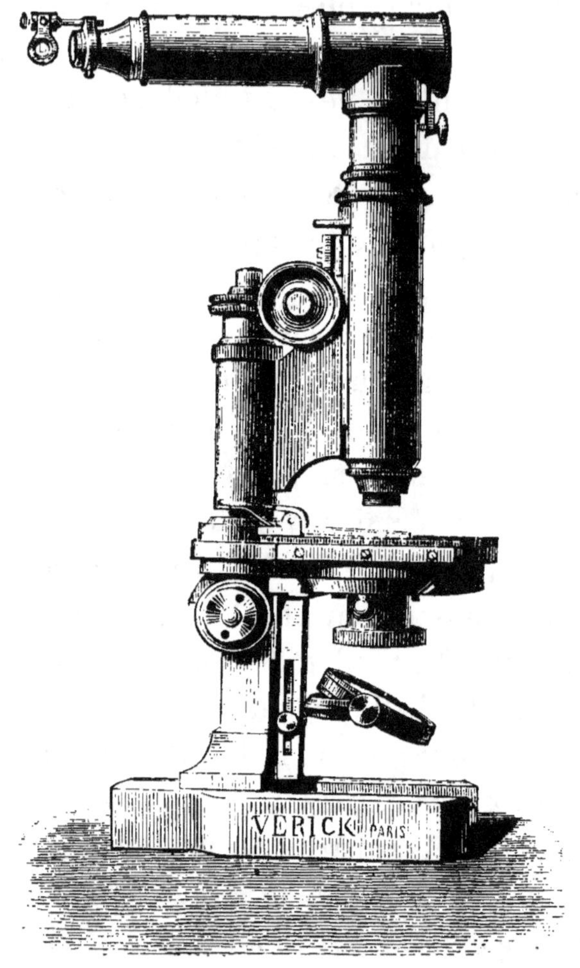

FIG. 23. — Chambre claire d'Oberhauser.

coude de ces deux branches, exactement au-des-

sus de l'axe optique du microscope, se trouve
disposé un premier prisme à réflexion totale,
par lequel les rayons lumineux du microscope
sont envoyés dans le tube horizontal : ceux-ci
rencontrent, à l'extrémité libre de ce tube, un
second prisme à réflexion totale, qui fonctionne
à peu près comme le prisme unique de la
chambre claire de Nachet, c'est-à-dire qu'en
même temps qu'il laisse arriver à l'œil de l'observateur, placé au-dessus, les rayons lumineux
venus par exemple d'une feuille de papier
placée au-dessous, il ramène dans la direction
verticale les rayons lumineux du microscope.

Cet appareil est muni, dans sa branche verticale, d'un oculaire qui possède un pouvoir
grossissant assez considérable : c'est là le seul
inconvénient de cette chambre claire, qui donne
du reste des images d'une remarquable netteté ;
cet occulaire, et par suite cette chambre claire
donne en effet parfois des grossissements plus
considérables qu'on ne désirerait, lorsque par
exemple on veut prendre le dessin d'une portion
étendue du champ du microscope.

C. *Indications générales des usages de la chambre claire.* — D'une manière générale, l'emploi
de la chambre claire pour prendre le contour

exact des objets microscopiques est utile, non-seulement parce que c'est là le seul moyen de reproduire exactement les proportions et les rapports des différentes parties d'une préparation, mais encore parce que cette reproduction devient dans certains cas un moyen d'étude indispensable. Pour n'en citer qu'un exemple, nous rappellerons que c'est par l'emploi du dessin à la chambre claire qu'il a été possible à **MM.** Hayem et Henocque de suivre avec précision les changements de forme des éléments amiboïdes et en particulier ceux des globules blancs. Enfin nous verrons bientôt que la chambre claire sert à la mensuration des objets microscopiques.

6. Des micromètres. — Micrométrie.

On emploie deux ordres de *micromètres :* le micromètre oculaire et le micromètre objectif. Pour la mensuration des objets microscopiques, on a recours, soit à l'emploi combiné du micromètre objectif et de la chambre claire ; soit à l'emploi combiné du micromètre objectif et du micromètre oculaire.

A. *Micromètre objectif.* — L'appareil essentiel de toute mesure des éléments anatomiques, comme celui de toute appréciation du grossissement d'un microscope, est le *micromètre objectif*. On donne ce nom à une plaque de verre sur laquelle se trouve gravé *un millimètre divisé en cent parties égales*. Ce petit dessin, même dans son ensemble, est, à cause de la finesse des lignes, à peine visible à l'œil nu ; mais, en l'examinant au microscope, on distingue facilement chacun des traits et l'intervalle qui les sépare, c'est-à-dire chaque centième de millimètre.

On peut avec un micromètre objectif, et une chambre claire, arriver à une appréciation satisfaisante du grossissement de telle ou telle combinaison d'oculaire et d'objectif, ou tout au moins à une appréciation relative de ces diverses combinaisons. A cet effet, on examine le micromètre objectif comme une préparation, à travers la chambre claire placée sur l'oculaire du microscope, et avec un crayon on en dessine les divisions telles qu'on les aperçoit se projetant sur une feuille de papier placée à la distance de la vue distincte. On a donc, en définitive, un dessin représentant des centièmes de millimètre amplifiés par le microscope. On mesure alors la valeur réelle des divisions du dessin ainsi obtenu, et le rapport de cette longueur à 1/100ᵉ de millimètre est l'expression du grossissement, c'est-à-dire que si une division du dessin égale 2 millimètres, on dira que le grossissement est de 200 (200/1), puisque un centième de millimètre a été vu égal à 2 millimètres (c'est-à-dire à 200 centièmes de millimètre). Nous avons dit que ce procédé ne donne pas une appréciation parfaitement exacte du grossissement tel qu'il est perçu par l'œil ; c'est qu'en effet, ainsi que Robin et Nachet l'ont démontré, l'image n'est pas reportée, par les organes de la vision, à la distance de la vue distincte, mais à une distance bien moindre : or, en dessinant à la distance de la vue distincte, on substitue au grossissement réel un grossissement apparent plus considérable, qui est souvent le double du premier. Mais ce procédé n'en est pas moins excellent pour établir une comparaison précise entre les valeurs de différents jeux de lentilles.

Micrométrie à l'aide du micromètre objectif et de la chambre claire. — Nous décrirons immédiatement un procédé de mensuration des objets microscopiques, qui s'opère par la même méthode. Le micromètre objectif étant donné, la manière la plus naturelle de mesurer avec lui

un élément anatomique (par exemple un globule du sang) serait de placer cet élément sur
le micromètre, c'est-à-dire de faire la préparation en se servant du micromètre objectif
comme lame porte-objet : à l'examen microscopique on verrait aussitôt combien de centièmes
ou de fractions de centième de millimètre
occupe tel ou tel diamètre du globule sanguin
(pris comme exemple), et il serait facile de
constater qu'un globule rouge de grenouille
mesure, dans son grand axe, un centième et
demi de millimètre, c'est-à-dire environ 15 millièmes de millimètre. (Disons, en effet, que le
millième de millimètre est l'unité consacrée aujourd'hui dans les mensurations microscopiques,
et qu'on le désigne, comme nous le ferons dans
la suite de cet article, par la lettre grecque μ.)

Mais on comprend que ce procédé applicable
à des globules bien isolés, comme les hématies,
devient impraticable pour les tissus dont les
éléments anatomiques s'enchevêtrent et se recouvrent ; de plus, l'usage d'un micromètre
objectif comme porte-objet mettrait bientôt hors
de service ce petit appareil. Mais supposons que
l'on ait dessiné avec la chambre claire, sur un
papier placé au niveau du pied du microscope,

les divisions du micromètre objectif examinées
à l'aide d'une combinaison donnée d'oculaire
et d'objectif. Si alors on substitue au micromètre objectif une préparation dont on veut mesurer les éléments anatomiques, on voit aussitôt
ces éléments superposer leur image à celle des
traits précédemment dessinés du micromètre,
et comme la préparation occupe exactement la
place qu'occupait le micromètre, on peut mesurer les dimensions des éléments anatomiques
en question d'après le nombre de divisions que
leur image occupe sur le dessin micrométrique
où elle est projetée. Ce procédé a l'avantage de
ne nécessiter à la rigueur l'emploi du micromètre objectif qu'une fois pour toutes. On peut,
en effet, dessiner une série de tableaux représentant les divisions du micromètre vues avec
la chambre claire, à l'aide des différentes combinaisons de grossissements que peut donner le
microscope : il suffira dès lors, étant donnée
une préparation dont on veut mesurer les éléments anatomiques, de mettre cette préparation
au point, de placer près du pied du microscope
le dessin micrométrique correspondant au grossissement employé, et enfin de coiffer le microscope de la chambre claire, de manière à

faire tomber l'image des éléments anatomiques sur le dessin micrométrique en question.

B. *Micromètre oculaire.*—Il est constitué par une plaque de verre sur laquelle sont tracés des dixièmes de millimètre; cette plaque se place dans l'oculaire, en un point disposé à cet effet, et à un niveau tel, qu'elle se trouve exactement au foyer de la lentille supérieure, ou verre oculaire proprement dit. Cette lentille grossit 10 fois; par conséquent elle montre ces dixièmes de millimètre (du micromètre oculaire) comme égaux à des millimètres.

Ce fait étant connu, rien de plus simple que de mesurer, avec ce micromètre oculaire, le grossissement du microscope et les dimensions d'un élément anatomique.

Pour mesurer le grossissement, on regarde le micromètre objectif, placé sur la platine du microscope, à travers le microscope muni du micromètre oculaire : si dans ce cas on voit, par exemple, l'image grossie de $1/100^e$ de millimètre (du micromètre objectif) se superposer à deux divisions du micromètre oculaire, cela veut dire qu'avec l'objectif employé un centième de millimètre est vu égal à 2 millimètres, c'est-à-dire que le grossissement est de 200 fois.

Micrométrie à l'aide des deux micromètres (et spécialement du micr. oculaire). — Nous venons de voir dans quel cas, par l'emploi des deux micromètres, en est amené à dire que le grossissement est de 200 fois. On en conclut de même que tout élément anatomique qui, examiné aux lieu et place du micromètre objectif, occupera telle fraction d'une division du micromètre oculaire, aura pour mesure $1/200^e$ de millimètre divisé par cette fraction. En effet, puisque $1/100^e$ de millimètre du micromètre objectif correspond, avec l'objectif employé, à deux divisions du micromètre oculaire, une division de ce dernier micromètre (toujours avec le même objectif) représentera $1/200^e$ de millimètre ; si une cellule, examinée dans une préparation, correspond par l'un de ses diamètres à la moitié d'une division du micromètre oculaire, c'est que ce diamètre est égal à $1/200^e$ de millimètre divisé par 2, c'est-à-dire $1/400^e$, c'est-à-dire environ 2μ.

D'une manière générale, pour rendre les mensurations pratiques et rapides, il suffira donc d'établir, dans un tableau, la valeur des divisions du micromètre oculaire pour chaque objectif que l'on a à sa disposition, c'est-à-dire de déterminer d'avance les longueurs que recouvre une division du micromètre oculaire au foyer des divers objectifs. Pour avoir ensuite la dimension réelle d'un objet, il n'y aura qu'à multiplier la longueur correspondante à l'objectif employé par le nombre de divisions qu'occupe l'image de l'objet. Malassez a indiqué un moyen pratique qui rend encore plus simple l'opération de mensuration : le seul inconvénient de la méthode classique, que nous venons d'indiquer, est d'obliger à faire des calculs par écrit (les longueurs pour une division de micromètre oculaire étant généralement exprimées par des nombres fractionnaires) ; de plus, comme nous l'avons dit, cette méthode nécessite un tableau de valeurs inscrites d'avance, tableau qu'on ne peut pas toujours avoir sous la main. Voici le procédé ingénieux par lequel Malassez a imaginé de remédier à ces désavantages.

« L'oculaire micrométrique étant placé dans le microscope (avec tube fermé ; *voy.* p. 36), on regarde un micromètre objectif, et on tire en même temps et très-lentement le tube rentrant du microscope. L'oculaire s'éloignant de l'ob-

jectif, l'image s'amplifie (p. 36), et les divisions
du micromètre oculaire recouvrent un nombre
de plus en plus petit de divisions du micromètre
objectif. Il arrivera nécessairement un point où
une division du micromètre oculaire recouvrira
juste un nombre entier de divisions du micromètre objectif. — Pour apprécier très-exactement ce point, il ne faudrait pas observer une
seule division du micromètre oculaire, ce qui
serait s'exposer à de graves erreurs, mais, considérant l'échelle tout entière, la faire correspondre à un nombre de divisions du micromètre objectif tel, que ce nombre, divisé par le
nombre de divisions de toute l'échelle micrométrique de l'oculaire, donne un nombre entier.
Si, par exemple, l'échelle du micromètre oculaire est divisée en 100, si les divisions du micromètre objectif valent 10 μ, il faudra faire en
sorte que toute l'échelle de l'oculaire recouvre
10, ou 20, ou 30, etc., divisions du micromètre objectif, bref un nombre rond, soit 20
divisions. Chaque division du micromètre objectif valant 10 μ, les 20 divisions vaudront
200 μ ; les 100 divisions du micromètre oculaire correspondant à une longueur de 200 μ
au foyer de l'objectif, une division de ce même

micromètre correspondra à une longueur de 2 μ. Avec 30, 40 divisions, on aurait ainsi 3, 4 μ; toujours des nombres entiers. — Afin de retrouver le point précis où ces coïncidences ont lieu, je trace un trait sur le tube rentrant du microscope, j'inscris au-dessus de ce trait la valeur de la division du micromètre oculaire (en chiffres arabes), et je note le numéro de l'objectif employé (en chiffres romains). Cette graduation doit être faite avec les principaux objectifs, afin d'avoir, pour une division du micromètre oculaire, un certain nombre de valeurs différentes répondant à tous les besoins de la micrométrie. — Dès lors, rien de plus simple, ni de plus rapide que la mesure d'une longueur microscopique quelconque. Prenez un objectif convenable, tirez le tube rentrant jusqu'au niveau du trait correspondant à cet objectif; comptez le nombre de divisions du micromètre oculaire comprises dans la longueur cherchée; multipliez ce nombre par le chiffre inscrit au-dessus du trait, et vous avez la mesure de votre longueur. — La longueur correspond-elle, par exemple, à 5 divisions du micromètre oculaire, chacune de ces divisions valant, je suppose, 2 μ, la longueur sera de 5 fois 2 μ, c'est-à-dire de 10 μ. »

7. Appareils de polarisation : usages du polarisateur et de l'analyseur.

A. *Appareil de polarisation.* — La lumière blanche polarisée, traversant certains cristaux, certains éléments anatomiques, ou enfin certains produits organiques figurés (grains de fécule), donne lieu à des phénomènes de coloration et d'éclairage très-remarquables et qui peuvent devenir d'un grand secours pour diverses analyses microscopiques. Nous indiquerons donc rapidement la disposition des appareils à l'aide desquels on peut observer les objets dans la lumière polarisée ; ces appareils sont au nombre de deux, dont l'emploi est combiné : ce sont le *polarisateur* et l'*analyseur*.

Le *polarisateur* est un petit appareil analogue, quant à sa forme extérieure, à un diaphragme cylindrique (*voy.* p. 39), et que l'on place comme ces diaphragmes au centre de la platine, toutes les fois que l'on veut faire un examen dans la lumière polarisée. Cet appareil renferme en effet un prisme de spath d'Islande (dit *prisme de Nicol*), taillé dans un rhomboèdre naturel de spath ou carbonate de chaux, matière qui jouit de la propriété de fournir deux images d'un même rayon lumineux. Pour obtenir un faisceau de lumière polarisée, on élimine un des deux rayons, en sectionnant le rhomboèdre par un plan passant par les deux angles trièdres A B (fig. 24) et en réunissant les deux parties ainsi obtenues par une couche de baume de Canada.

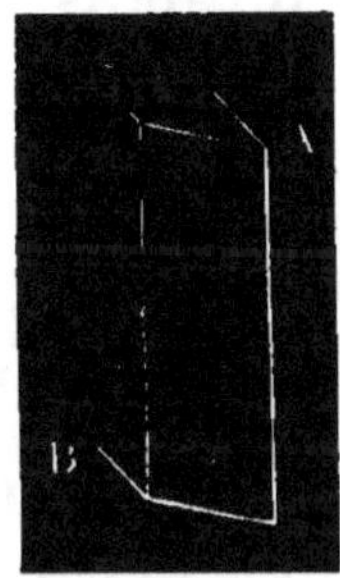

FIG. 24. — Appareil optique du polarisateur.

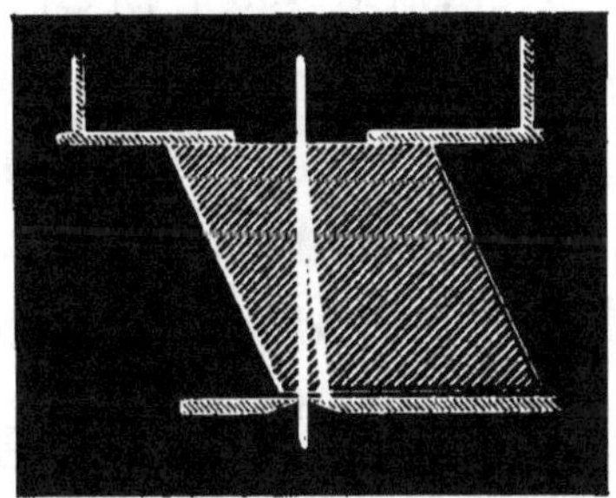

FIG. 25. — Appareil optique de l'analyseur.

Les considérations sur lesquelles on s'appuie pour expliquer comment l'un des deux rayons est réfléchi par la lame de baume de Canada sont du domaine des traités de physique, auxquels nous renvoyons. Qu'il nous suffise de savoir que par ce moyen le faisceau de lumière provenant du miroir est complétement polarisé.

L'*analyseur* est un petit appareil que le faisceau de lumière blanche polarisée doit rencontrer à sa sortie de l'oculaire, après avoir tra-

versé l'objet examiné et l'ensemble optique d
microscope : c'est une sorte de capuchon dor
on coiffe l'oculaire et qui renferme un nouvea
prisme. En effet, si on examine une prépara
tion au microscope simplement armé du pola
risateur, on n'aperçoit rien de particulier. Ma
si on place dans l'oculaire ou dans le corps d
microscope une plaque de tourmaline ou un au
tre prisme de Nicol, de manière que leurs plar
de polarisation soient croisés à 90°, la lumiè
du champ du microscope sera éteinte (*voir* l
traités de physique).

Dans l'analyseur en forme de capuchon do
on coiffe l'oculaire du microscope, au lieu d'u
prisme de Nicol ou d'une tourmaline, on em
ploie simplement un rhomboèdre de spath, po
à plat sur l'oculaire, et dans lequel on élimir
simplement l'un des rayons en couvrant la fac
supérieure d'un disque percé d'un trou (fig. 25
ce moyen offre l'avantage de transformer in
tantanément l'observation ordinaire en obse
vation dans la lumière polarisée, et si l'on ve
examiner l'objet dans les différents points c
croisement des plans de polarisation, il n'y
qu'à tourner ce rhombe (*voy.* ci-après p. 118

Nous ne saurions entrer dans plus de détai

sur la construction des appareils de polarisation. Nous appellerons seulement l'attention sur l'utilité qu'il y a à faire usage, dans plusieurs circonstances, de lames minces de gypse, parallèles à l'axe, qui donnent quelquefois lieu à des phénomènes de coloration caractéristiques. Les lames qui conviennent le mieux, dit Moitessier (1), sont celles qui communiquent au champ d'observation une couleur rouge ou verte, selon la direction de l'axe ; on se les procure sans peine en clivant un morceau de gypse aussi pur que possible. Quant à la position que doivent occuper ces lames dans le microscope, on peut les placer, soit immédiatement au-dessus du polarisateur, soit entre l'oculaire et l'analyseur. Cette dernière disposition est plus avantageuse, en ce qu'elle permet de déterminer plus aisément la direction que doit occuper l'axe des lames, relativement aux sections principales des deux prismes de Nicol.

B. *Usages de la lumière polarisée dans les études histologiques.* — L'emploi de l'appareil de polarisation rend de grands services dans l'examen des fécules, et seul il permet de distinguer, avec une quantité minime d'échantillon,

(1) Moitessier, *De l'emploi de la lumière polarisée*, p. 9.

7.

.es farines de diverses provenances. Nous renvoyons, pour les indications relatives à cette étude, au Mémoire déjà cité de M. A. Moitessier. Quant aux applications de l'appareil de polarisation à l'histologie, elles se réduisent à distinguer les parties de tissus ou d'éléments qui jouissent de la *double réfraction.*

Voici ce que l'on entend par cette expression : certains éléments ou parties d'éléments anatomiques transparents, placés sur la platine du microscope, sont obscurs lorsque, par la rotation de l'analyseur, on a disposé celui-ci de manière à éteindre toute lumière dans le champ du microscope ; d'autres parties, au contraire, détruisent cet effet de polarisation (qui a éteint la lumière dans le champ), rétablissent la lumière et paraissent éclairées au milieu du reste obscur. On dit alors que ces dernières parties jouissent de la *double réfraction.* On a attaché beaucoup d'importance à ces faits, et notamment, dans l'étude de la fibre musculaire (Brucke, Valentin, Rouget), on a cherché à faire jouer un grand rôle à la distinction des parties de la fibre qui jouissent ou ne jouissent pas de la double réfraction. Nous nous rangeons complétement à l'opinion de Ranvier, relativement au peu d'importance de ces distinctions. « Il y a, dit-il (1), tout un ensemble de faits histologiques qui prouvent, de la manière la plus évidente, que la double réfraction et la réfraction simple peuvent se produire dans la même substance, suivant les conditions particulières dans lesquelles elle se trouve placée. » Il cite, en effet, des exemples très-caractéristiques (poils et cartilages) où on voit la même substance, possédant la même constitution chimique, les mêmes propriétés générales, subir par l'effet de l'âge une condensation moléculaire déterminant la biréfringence.

8. Appareils annexés au microscope pour l'étude du sang.

Il nous reste à parler de quelques appareils dont la description, aussi sommaire que possible, doit trouver ici sa place, puisqu'il s'agit d'instruments annexés au microscope, mais dont la valeur ne saura être discutée ici ; nous ne pourrions le faire que si nous nous occupions de l'étude du sang, car tous ils se rapportent à l'analyse qualitative ou quantitative des *globules*

(1) Ranvier, *op. cit.*, p. 38.

rouges. Nous voulons parler des *microspectro-scopes* et des appareils employés pour la *numération des globules du sang*.

A. *Microspectroscope.*

Sans donner ici des détails sur ce qu'on appelle l'analyse spectrale du sang, rappelons-en rapidement le principe. Hoppe Seyler et Valentin, en Allemagne; Stokes et Sorby, en Angleterre ; Claude Bernard et Paul Bert, en France, appliquant à l'étude du sang le procédé d'analyse découvert par Kirchhoff et Bunsen, ont montré que, lorsqu'on regarde à travers un prisme (spectroscope) une solution de sang artériel très-étendue, éclairée par la lumière solaire, ou par la flamme d'une lampe, au lieu d'observer le spectre lumineux ordinaire, on voit ce spectre interrompu par de larges bandes obscures (spectre d'absorption du sang), dont le nombre, la position et l'étendue varient selon que l'on examine du sang oxygéné ou du sang non oxygéné (spectres de l'hémoglobine oxygénée et de l'hémoglobine réduite). La quantité de sang à étudier peut être trop faible pour être examinée au spectroscope ordinaire ; on a donc songé de bonne heure à combiner le microscope avec le spectroscope, en un mot, à construire un *microspectroscope*, qui pouvait, de plus, recevoir de nombreuses applications en physiologie expérimentale.

Nous ne parlerons ici que du microspectroscope de Sorby, dit *spectroscope à vision directe*, le plus récemment imaginé et le plus employé aujourd'hui. La disposition de cet appareil consiste simplement en ce que l'oculaire du microscope est remplacé par un spectroscope qui décompose la lumière envoyée par l'objet (globule de sang) mis au point. Mais un spectroscope formé d'un seul prisme dévierait trop fortement la lumière; il faut un appareil qui disperse, décompose la lumière sans la dévier : c'est ce qu'on obtient par des combinaisons analogues, mais inverses de celles qui (*voy.* plus haut, p. 24) ont permis de construire des lentilles achromatiques, c'est-à-dire réfractant la lumière sans la décomposer. A cet effet, on se sert de spectroscopes constitués par plusieurs prismes de substances différentes, accolés les uns aux autres, et dont l'association compense la déviation que chacun, en particulier, ferait subir aux rayons lumineux, tout en laissant la dispersion se produire (le spectre se former).

C'est ce qu'on appelle un *spectroscope à vision directe*.

La figure 26 montre que ce spectroscope à vision directe peut être construit sous forme d'oculaire, que l'on adapte à volonté au tube du microscope : en *d*, se trouve la fente, qui, comme dans tout spectroscope, peut s'élargir ou se rétrécir en tournant le bouton de vis *a*.

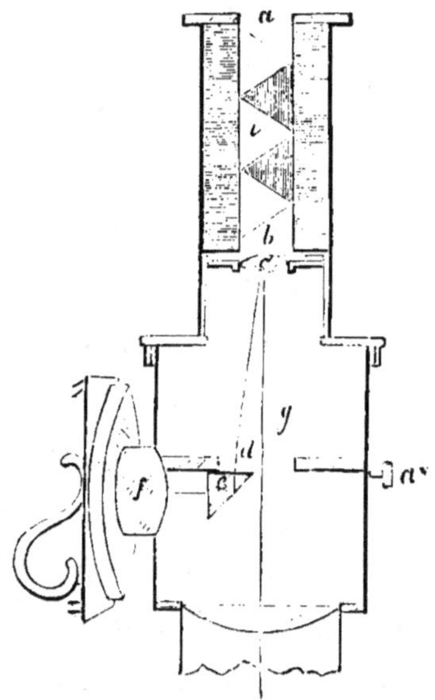

Fig. 26. — Microspectroscope oculaire (spectroscope à vision directe).

Mais à ce même niveau se trouve une disposition importante : c'est le prisme rectangulaire *e*, à réflexion totale. Ce prisme masque la moitié de la fente du spectroscope et permet de faire pénétrer dans cette fente les rayons lumineux venus (par la lentille *f*) d'une flamme placée latéralement. On voit, en *d, b*, la direction que suivent les rayons subissant la réflexion totale sur ce prisme. On peut, de cette façon, observer à la fois deux spectres, l'un au-dessus de l'autre, ce qui permet de comparer les résultats obtenus.

Supposons qu'il s'agisse d'examiner une goutte de sang au microspectroscope : on commence par observer cette goutte de sang au microscope, avec un grossissement quelconque, d'après le procédé habituel. Quand on a obtenu une bonne mise au point, on retire l'oculaire et on le remplace par le spectroscope oculaire. V. Fumouze, à l'excellent travail duquel nous avons emprunté la plupart de ces détails sur l'emploi du microspectroscope, donne une figure du spectre observé dans ce cas, ainsi que de celui qu'on obtient en examinant de même un capillaire de la membrane natatoire d'une grenouille. La première condition, ajoute V. Fumouze, pour qu'un objet examiné au microscope donne un spectre bien net, c'est que l'image formée par l'objectif du microscope ait une largeur au moins égale à celle de la fente du spectroscope oculaire. De telle sorte, par exemple, que si l'on donne à cette fente l'ouverture déjà exagérée d'un quart de millimètre, un objet microscopique n'ayant qu'un quarantième de millimètre de largeur fournira, avec un objectif grossissant seulement 10 fois, une image réelle et renversée ayant précisément un quart de millimètre de diamètre, c'est-à-dire la largeur de la fente.

B. *Appareils pour la numération des globules du sang.*

Nous devons dire tout d'abord que l'idée d'appliquer le microscope à l'étude de la richesse du sang en éléments figurés remonte à une vingtaine d'années. C'est à Vierordt que revient l'honneur d'avoir le premier imaginé une méthode de numération. Le sang dilué était étendu sur une lame porte-objet en lignes étroites et régulières : on laissait sécher à l'air libre, puis on plaçait la préparation sous le microscope et on comptait les globules en s'aidant d'une lame micrométrique placée sur le sang desséché.

Il est inutile de faire ressortir le peu de précision de ce procédé. Aujourd'hui on s'applique à effectuer la numération des globules, non plus sur une surface, mais dans un volume déterminé de dilution. D'après Hayem, c'est à Cramer (1) que revient l'honneur de ce perfectionnement important. L'appareil de Cramer, dit Hayem, se composait d'une lame porte-objet, sur les bords de laquelle sont collées deux bandes de verre très-minces, et partout d'égale épaisseur. Sur ces deux lamelles est placée une autre lame semblable à la première. On a ainsi un espace capillaire de section rectangulaire, ayant pour hauteur l'épaisseur des lamelles. Après avoir déterminé, par une mensuration faite au microscope, le volume de cet espace, Cramer faisait une dilution de sang à l'aide d'eau salée à $1/200^e$ et en se servant de tubes très-bien calibrés. Il faisait ensuite pénétrer une partie du mélange dans l'espace en question, et, en s'aidant d'un oculaire dans lequel était une glace quadrillée, il comptait les globules dans un espace d'une étendue déterminée. Il arrivait ainsi, à l'aide d'une formule calculée d'avance, à connaître le chiffre des globules contenus dans 1 millimètre cube de sang.

Nous allons voir que les appareils actuellement

(1) Cramer, *Nederl. Lancet*, 1855.

employés ne sont, en somme, que des perfectionnements de celui de Cramer ; les procédés
que nous allons rapidement décrire sont au
nombre de deux : celui de Malassez, celui de
Hayem.

Procédé Malassez. — Les appareils propres au
procédé de Malassez sont : le *mélangeur Potain*
et le *capillaire artificiel.*

Le *mélangeur Potain* se compose d'un fin
tube capillaire en verre (fig. 27), présentant
sur son trajet, au voisinage de l'une de ses extrémités, une dilatation ampullaire, dans l'intérieur de laquelle se trouve une petite boule en
verre, parfaitement mobile. A l'une des extrémités du tube on adapte un petit tuyau de
caoutchouc ; l'autre extrémité du tube est effilée en pointe. Cet appareil représente donc en
somme une pipette, mais une pipette graduée
très-exactement, et de telle sorte que la capacité de la partie dilatée soit 100 fois plus grande
que la capacité de toute l'étendue du tube capillaire, depuis l'ampoule jusqu'à l'extrémité
effilée en pointe. Un trait placé de chaque côté
du renflement (fig. 27) indique d'une façon
précise le niveau auquel les proportions se trouvent exactes. Voici, dit Malassez, comment on

se sert de cet instrument pour faire un mélange au centième : on plonge la pointe du tube dans le sang à examiner et on aspire doucement par le tube en caoutchouc, de façon à faire monter le sang jusqu'au niveau du trait placé au-dessous de l'ampoule. On aspire alors le sérum artificiel préparé d'avance pour a dilution (ce sérum est ainsi composé : 1 volume d'une solution de gomme arabique, ayant au pèse-urine une densité de 1,020, et 3 volumes d'une solution, à parties égales, de sulfate de soude et de chlorure de sodium, ayant également une densité de 1,020). On remplit ainsi la dilatation jusqu'au niveau du trait supérieur. Pour mélanger, on agite en tous sens l'appareil, de façon que la petite boule inté-

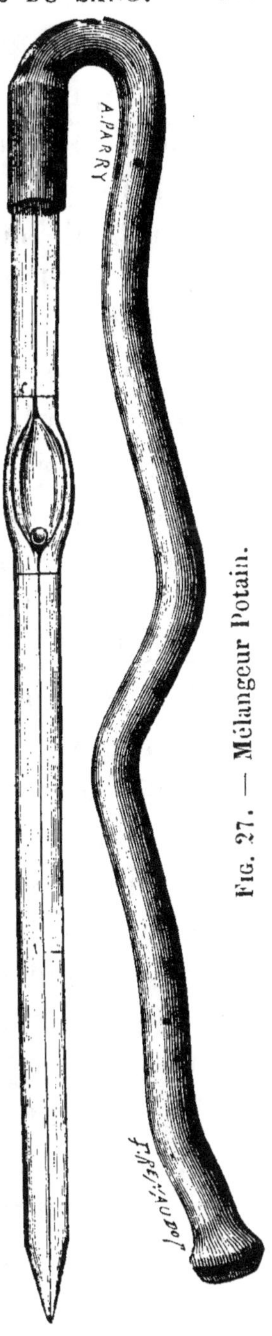

Fig. 27. — Mélangeur Potain.

rieure, mise en mouvement, brasse complète-
ment le liquide. Il est clair, d'après ce qui a
été dit plus haut de la capacité relative de
l'ampoule et du tube sous-jacent, que l'on obtient en définitive, dans l'ampoule, une dilution de sang au centième.

Le *capillaire artificiel* est destiné à recevoir
ce sang dilué. C'est une petite bande de verre
ayant environ 2 à 3 centimètres de longueur
sur 4 à 5 millimètre d'épaisseur ; elle est fixée
sur une glace porte-objet, et présente, dans son
intérieur, très-près de sa face supérieure, un
canal aplati de haut en bas, dont la coupe a la
forme d'une ellipse : l'une des extrémités de ce
capillaire artificiel est libre; l'autre, relevée en
tube, communique avec un fin tube de caoutchouc. — C'est par l'extrémité libre qu'est introduit le sang dilué, par une petite manœuvre
que le lecteur devinera sans peine, d'après la
description des instruments ; nous insisterons
seulement sur la nécessité de rejeter les premières gouttes que l'on fait sortir du mélangeur,
car elles représentent, non du mélange sanguin,
mais du sérum artificiel qui était resté dans la
longue portion de l'appareil.

Pour comprendre maintenant comment se fait

la numération, après ce que nous avons dit de la manière de procéder de Cramer, il nous suffira d'indiquer ici que le capillaire artificiel de Malassez, tel qu'on le trouve chez les fabricants, est calibré et cubé. Les chiffres qui sont gravés sur la lame porte-objet, indiquent quelle est sa capacité pour un certain nombre de divisions.

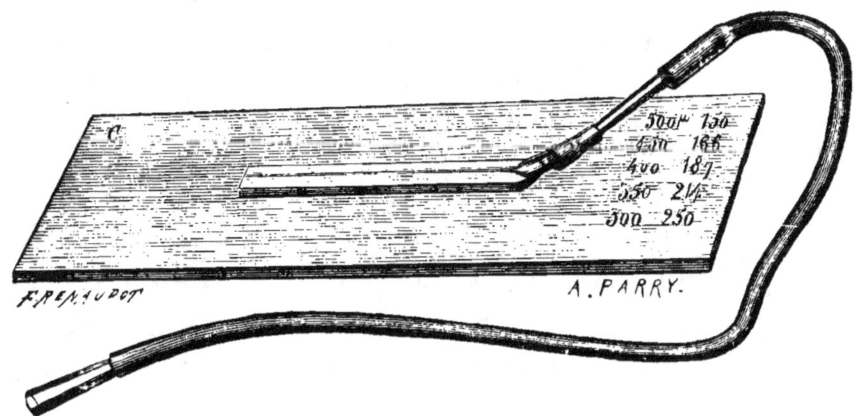

Fig. 28. — Capillaire artificiel de Malassez.

Dans la première colonne (*voy*. à droite dans la fig. 28) sont inscrites les longueurs en millièmes de millimètres ; dans la seconde, les capacités correspondantes, en fractions de millimètre cube. Le capillaire représenté figure 28 a, pour une longueur de 500 µ, une capacité égale à la 150ᵉ partie d'un millimètre cube. — Le capillaire rempli de sang dilué est porté sous le microscope, et en l'observant avec un oculaire et un objectif donnant un grossissement de 100 diamètres, on obtient une image semblable à la figure 29. Si l'oculaire est muni d'un micromètre quadrillé, il est facile de compter, carrés par carrés, les globules compris dans toute la portion du canal recouverte par le quadrillage. Étant connue la valeur des divisions du micromètre oculaire (1), on sait aussitôt quelle est la longueur de tube dans laquelle les globules ont été comptés. Dès lors, en multipliant le nombre des globules comptés : 1° par le chiffre qui se trouve sur la lame porte-objet, en regard de la longueur dans laquelle les globules auront été comptés ; 2° par le titre du mélange (1/100), on obtient le nombre de globules contenus dans 1 millimètre cube de sang.

Procédé Hayem. — D'après M. Hayem, l'emploi du *capillaire artificiel*, que nous venons de décrire, ne serait pas sans inconvénient ; le mélange sanguin, se composant d'un liquide avec des éléments solides (globules) en suspension, ne doit pas pénétrer d'une manière homogène dans un espace capillaire ; il est probable que ces deux éléments constituants, liquide et glo-

(1) *Voy.* p. 109.

bules, ne se répartissent pas alors d'une manière
égale, la partie liquide s'introduisant dans l'espace capillaire plus facilement que les parties solides. M. Hayem a donc proposé, pour la numé-

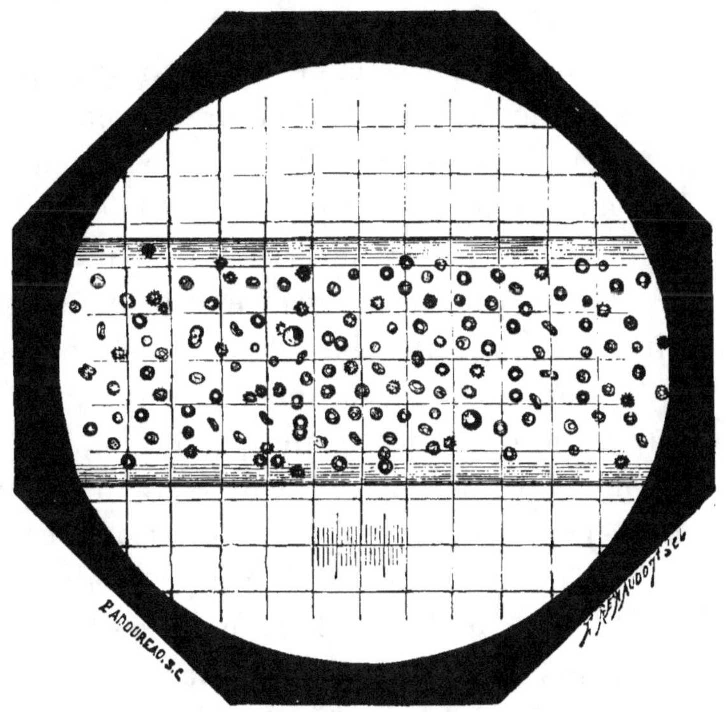

Fig. 29. — Capillaire artificiel rempli de sang dilué et observé
au microscope avec un micromètre oculaire quadrillé.

ration des globules, un appareil qui écarte cette
cause d'erreur, en même temps qu'il simplifie
les manœuvres de l'opération.

On dilue le sang dans une sérosité naturelle,

telle que celle obtenue par ponction dans les diverses formes d'hydropisie ; pour faire le mélange, on commence par aspirer le sang avec une pipette graduée (2 à 5 mm. cubes de sang) ; puis on le porte dans une éprouvette, qui contient déjà 500 millimètres cubes de sérum (fig. 31). Il suffit de souffler dans le tube en caoutchouc que porte la pipette pour faire tomber le sang au fond de l'éprouvette, et en aspirant deux ou trois fois de suite un peu de sérum qu'on repousse aussitôt, on vide facilement tout le tube capillaire. On introduit alors dans la petite éprouvette, contenant le sérum et le sang, un agitateur terminé par une petite palette (fig. 31), et on imprime à cette baguette de verre un mouvement de va-et-vient assez rapide, jusqu'à ce que le mélange soit bien égal. On place alors une goutte de ce mélange dans une cellule très-exactement calibrée et qui remplace le capillaire artificiel de Malassez. Cette cellule (fig. 30) est formée par une lamelle de verre mince, perforée à son centre (de manière à présenter un trou d'environ 1 cent. de diamètre), et collée sur une lame de verre porte-objet parfaitement plane. La lamelle de verre ayant été amincie d'une quantité mathématiquement déterminée à l'aide du sphéromètre, on a ainsi une cavité dont la hauteur est mathématiquement connue. La hauteur choisie de préférence par Hayem et Nachet est celle d'un cinquième de millimètre. — En déposant au centre de la cellule une goutte du mélange sanguin et en la recouvrant immédiatement par une lamelle de verre très-plane qui

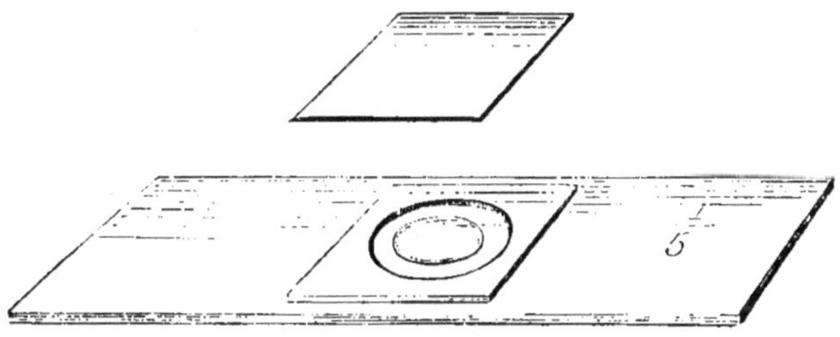

Fig. 30. — Cellule calibrée pour la numération des globules.

vient reposer sur les bords de la cellule, on obtient ainsi une lame de liquide à surfaces parallèles, dont l'épaisseur est d'un cinquième de millimètre. Pour réunir ensemble la lamelle couvre-objet et la cellule, on met un peu de salive sur les bords de la préparation : le liquide visqueux s'infiltre entre les deux plaques et s'oppose à la fois au glissement de la lamelle et à l'évaporation de la goutte de mélange sanguin. La préparation est alors terminée, et il ne reste plus qu'à compter les globules.

A cet effet on a disposé dans l'oculaire une glace sur laquelle est gravé un carré, et le tube rentrant du microscope est enfoncé dans sa monture jusqu'à un trait calculé de façon que le côté du carré ait, avec l'objectif dont on se sert, une valeur d'un cinquième de millimètre, soit

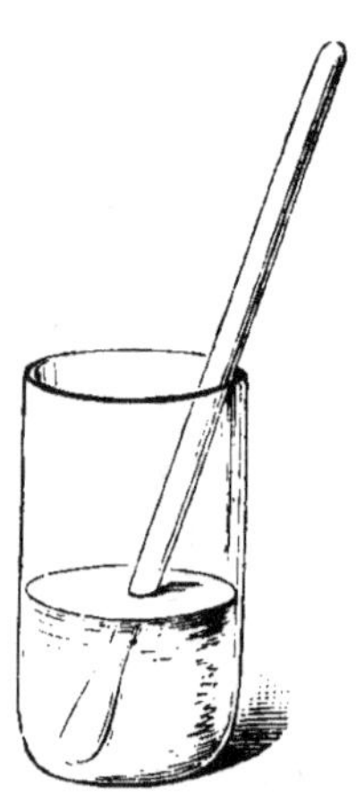

Fig. 31. — Éprouvette et agitateur (*roy.* p. 132).

celle de l'épaisseur de la cellule (*roy.* ci-dessus, p. 112, le procédé employé pour obtenir cette graduation). On a donc ainsi sous les yeux la projection d'un cube d'un cinquième de millimètre de côté. Au bout de quelques minutes les globules sont tombés par leur propre poids au fond de la cellule : il est donc facile de les mettre au point et de compter ceux qui sont contenus dans un cube d'un cinquième de millimètre de côté. Rien de plus simple alors, en multipliant par 125 (car 125 exprime le rapport entre un cube de 1 millimètre de côté et un cube de 1/5 de millimètre de côté), que d'obtenir ce que renferme en globules 1 millimètre cube du mélange, et, en multipliant le dernier chiffre trouvé par le titre du mélange, que de connaître la valeur en globules de 1 millimètre cube du sang sur lequel on a expérimenté.

En terminant l'étude du microscope et de ses appareils annexes par la description des appareils destinés à la numération des globules du sang, nous avons du même coup donné la notion la plus haute des applications du microscope aux besoins de la pratique médicale. Aussi croyons-nous inutile aujourd'hui de terminer cet article par un plaidoyer en faveur des études microscopiques. Si elles ont été fort décriées à certaines époques, c'est que les observateurs se sont trop souvent hâtés de généraliser toute une théorie sur quelques petits faits découverts à l'aide de l'instrument grossissant. Il en a été du microscope comme de tous les moyens d'étude ou d'action qui se sont trouvés à la disposition

du médecin, et qu'il a trop souvent voulu regarder dès le début comme la clef de tous les phénomènes, la panacée universelle de toutes les
affections. La transfusion du sang était à peine
indiquée comme possible, qu'on voulait l'appliquer à tous les états pathologiques, même à la
folie et à la vieillesse : une étude plus sage en a
ramené la valeur aux justes limites dont personne aujourd'hui ne méconnaît la haute importance. De même pour les études microscopiques :
pour ne citer que les interprétations hâtives des
tout premiers temps, rappelons qu'à peine Leeuwenhoeck avait-il appliqué le microscope aux
études de physiologie et de pathologie, que déjà
Boerhaave construisait toute une partie de sa
théorie de l'obstruction sur la structure du globule sanguin, telle que l'avait indiquée Leeuwenhoeck ; Nylandre prétendait que la plupart
des maladies contagieuses étaient dues à des insectes microscopiques. N'est-ce pas là l'image
la plus frappante du besoin de généraliser qui
poursuit l'esprit humain ? A peine la science
possède-t-elle deux ou trois faits, que déjà on
en bâtit un système tout entier. Cette tendance
a son bon et son mauvais côté : bon, en ce sens
qu'elle pousse à d'actives recherches ; mauvais,

puisqu'elle fait éprouver à la marche de la science des oscillations, des secousses, dont profite la critique des détracteurs. C'est ce qui est doublement arrivé pour les études microscopiques.

Consultez (Appareils annexes et maniement du microscopes) :

Huggins (William), On the prismatic examination of microscopic objects (*Transact. of the roy. microscop. Society. — Quarterly Journal of microscopical scien.*, july 1869).

Moitessier (A.), De l'emploi de la lumière polarisée dans l'examen microscopique des farines. Paris, 1866. (Extrait des *Mém. de l'Acad. des scien. et lett. de Montpellier*, 1866.) — La photographie appliquée aux recherches microscopiques. Paris, 1866.

Sorby (H. F.), On the application of spectrum analysis to microscopical investigations, and especially to the detention of blood stains (*Chemical News*, 1865, p 186, 194, 232, 256). — On a definitive methode of qualitative analysis of animal colouring matters, by means of the spectrum microscope (*Proceedings of the royal Society of London*, 1867, t. XV, p. 433). — On a new method of printing a description of the spectra seen with the spectrum-microscope (*Chemical News*, 1867, t. XV, p. 220). — On some technical applications of the spectrum-microscope (*Chemical News*, 1867, t. XX, p. 279).

Stricker (S.), Untersuchungen in microspectrum (*Pfluger's Archiv*, 1868, Bd. I).

Herapath (W.), On the use of the spectroscope and microspectroscope in the discovery of blood stains and dissolved blood (*Chemical News*, 1868, t. XVII, p. 113).

Hall (W.H.), On a new form of condensor (*Quarterly Journal microscop. scien.* july 1868, p. 108).

Heisch (C.), On the improvement of Nachet's stero-pseudoscopic binocular microscope (*Quart. Journ. of microscop. scien.*, july 1868, p. 111).

8.

BENECKE (B.), Die photographie als Hulfsmittel mikroskopicher Forschung. Nach dem Französischen von A. Moitessier. Braunschweig, 1868, in-8°.

VALENTIN (G.), Die Anwendung des binocularen Mikroskopes (*Zeitsch. f. rat. Medic.* 1869, B. XXXIV, p. 214).

LANKESTER (F.R.), Note on a new means of examining blood under the microscope, and on the blood fluids of invertebrates, and on a natural standard of registring absorption spectra (*Quarterly Journal of microscopic science*, july 1869, p. 296).

GIRARD (J.), La chambre noire et le microscope (*in* Photographie pratique, 2e édition. Paris, 1870).

FUMOUZE (V.), Les spectres d'absorption du sang. Paris, 1871.

MALASSEZ (S.), De la numération des globules rouges de sang. Thèse de Paris, 1873. — Nouvelle méthode de numération des globules rouges et des globules blancs du sang (*Arch. de Physiol.* 1847.) — Nouveaux procédés de micrométrie (*Arch. de Physiol.* 1874, *Laborat. d'hist. du Collége de France*, année 1874, p. 25).

HOFMANN, Beitrag zur spectralanyse des Blutes (*Centrbltt.* 1875, n° 24).

HAYEM (G) et NACHET (A.), Sur un nouveau procédé pour compter les globules du sang (*Compt. rend. de l'Acad. des scien.*, n° 16, 6 avril 1875, p. 1083).

HAYEM (G.), De la numération des globules du sang (*Gaz. hebdom.*, 7 mai 1875).

DEUXIÈME PARTIE

MANIPULATIONS HISTOLOGIQUES.

L'histologie, avons-nous dit (p. 3), a pour objet l'étude des éléments anatomiques et de leur disposition dans les tissus : elle s'occupe en un mot de la *structure* (nature des éléments) des organes et de leur *texture* (disposition des divers éléments).

Pour déterminer la *structure* d'un tissu, il faut en isoler les éléments anatomiques ; or, fort peu d'éléments se trouvent à l'état de liberté dans l'économie, comme les globules rouges du sang ou hématies, les leucocytes, les spermatozoïdes, et peuvent par conséquent être portés tels quels sous le microscope avec les fluides où ils sont en suspension. Encore ces liquides, plus ou moins épais, ont-ils besoin d'être dilués, comme par exemple le sperme, pour permettre un examen détaillé des éléments figurés qu'ils renferment. Mais dans les tissus proprement dits, les éléments anatomiques sont accolés, mêlés les uns aux autres, et ne peuvent être observés isolément qu'après que le tissu a été soumis à certaines opérations de *dissociation*, soit mécanique soit chimique.

D'autre part la *texture* des tissus ne peut que rarement être interprétée d'après l'examen de fragments irréguliers pris au hasard et écrasés entre deux lames de verre : à ce procédé grossier il faut substituer la pratique de *coupes régulières*; pour se prêter à ces coupes, certains tissus doivent subir des préparations préliminaires.

Enfin, soit qu'ils aient été l'objet d'une simple dissociation, soit qu'ils aient été obtenus par des coupes, sous la forme de minces lamelles, les tissus laissent mieux apercevoir la disposition et la nature des éléments qui les composent, lorsqu'on fait agir sur eux certains réactifs qui colorent tels éléments, font pâlir tels autres, établissent en un mot entre ces éléments des différences caractéristiques.

Nous devons donc étudier successivement :

1° La *dissociation des tissus*, et l'examen des éléments anatomiques, naturellement libres (sang, sperme), qu'on peut observer sous le microscope à l'état vivant (chambres humides, chambres chaudes) ;

2° Le *durcissement des tissus*, et la *pratique des coupes* sur ces tissus devenus propres à être débités en lamelles minces ;

3° L'emploi des *réactifs* (colorants, isolants, etc.).

Mais comme il est utile de conserver les préparations ainsi obtenues, nous devrons encore parler de :

4° La *conservation des préparations*.

En réalité, il est difficile d'exposer chacune de ces questions d'une manière absolument distincte : ainsi en parlant de la dissociation, il nous faudra déjà indiquer quelques-uns des réactifs employés en histologie. D'autre part, dans toute recherche, on met simultanément en usage les divers moyens d'étude sus-indiqués, et on les emploie même dans un ordre inverse à celui où nous les avons classés, lorsque par exemple on dissocie les éléments d'une coupe faite sur un tissu plus ou moins durci. Enfin les préparations extemporanées demandent souvent tout autant de soins que celles qui sont destinées à être définitivement conservées pour servir plus tard à des démonstrations ou à de nouvelles études.

Quoi qu'il en soit, nous suivrons à peu près l'ordre d'exposition précédemment indiqué. Il est en effet évident que l'étude même la plus élémentaire d'un tissu ne peut se faire que sur des parcelles très-minces : les tissus qui se présentent naturellement sous forme de membranes, susceptibles de subir immédiatement l'examen microscopique, sont peu nombreux ; le plus souvent, il faut détacher artificiellement de petits fragments d'une masse plus ou moins considérable, et dans tous les cas il faut avoir recours à une dissociation qui permette de séparer les éléments et de constater leurs connexions. Nous nous occuperons donc d'abord des *instruments employés dans les dissections histologiques.*

Ces dissections, ou plutôt ces dissociations, se font plus facilement dans une goutte de liquide, qui du reste est indispensable pour prévenir le dessèchement par évaporation ; mais ce liquide doit remplir une condition essentielle, c'est de n'altérer en rien les parties qui vont être soumises à l'examen microscopique : il ne joue pas le rôle de *réactif*, mais celui de simple véhicule, de milieu indifférent; nous aurons donc en second lieu à indiquer rapidement les *liquides indifférents.*

Mais tous les tissus ne peuvent pas être étudiés immédiatement tels qu'ils ont été recueillis sur le cadavre ; les uns sont trop durs (os, dents) ;

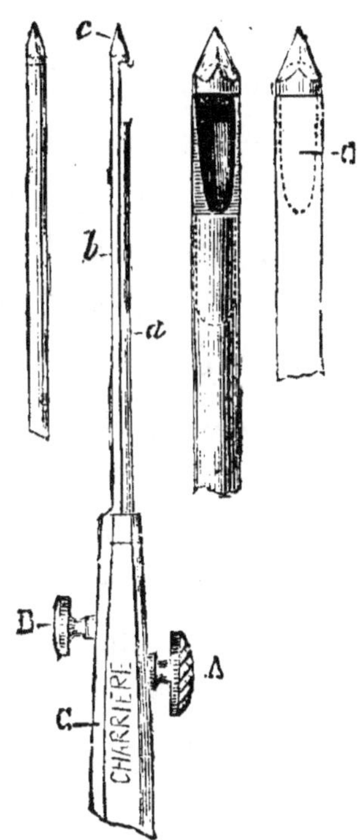

Fig. 32. — Emporte-pièce histologique de Duchenne. — 2, tige fermée de l'emporte-pièce histologique. — 1, la tige ouverte et une portion de son manche. — 3 et 4, la tige grossie 3 fois, afin de montrer la cavité qui reçoit fragment de tissu.

les autres sont trop mous et ont besoin d'être soumis à l'action d'agents qui leur donnent une résistance suffisante pour qu'on puisse y pratiquer des coupes minces. L'étude des *réactifs durcissants* devra donc être faite dans les mesures de sa haute importance. Nous nous occuperons ensuite de la manière de faire les coupes.

Les *réactifs* employés en histologie, soit sur les débris de tissus frais, soit sur les coupes de tissus durcis, sont destinés à isoler certains éléments de façon à les rendre plus visibles : les solutions colorantes atteignent le même but en se portant plus spécialement sur certaines parties des tissus ; c'est ainsi que nous étudierons les réactifs proprement dits, en les divisant en *réactifs isolants* et *réactifs colorants*.

Enfin, nous indiquerons les procédés mis en œuvre pour disposer les préparations obtenues, soit pour un *examen immédiat*, soit pour une *conservation* plus ou moins longue.

CHAPITRE PREMIER

ÉTUDE ÉLÉMENTAIRE DE LA STRUCTURE DES TISSUS.

1. Dissection et dissociation.

A. *Appareils mécaniques.* — Il peut être important, au point de vue médical ou chirurgical, de pouvoir aller chercher chez l'homme vivant de petits fragments de tissus, dont l'examen après dissociation permettra d'établir un diagnostic. Il est donc bon d'indiquer ici que de petits instruments ont été construits à cet effet ; tels sont : le harpon ou le trocart à manche de Middeldorpfl et l'emporte-pièce histologique de Duchenne (de Boulogne). La figure 32 donne une idée suffisante de ce dernier instrument.

Mais, dans les circonstances ordinaires, l'instrument le plus utile pour obtenir une mince portion de tissu frais est une paire de *ciseaux courbes* (fig. 33) ; avec un peu d'habitude on arrive bientôt avec cet instrument à des résul-

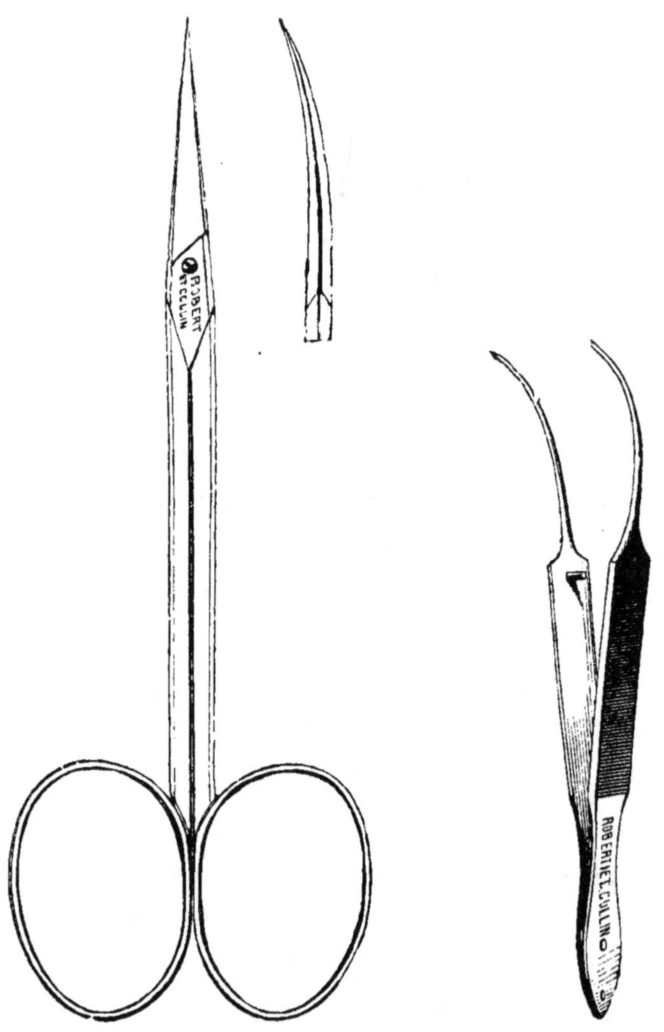

FIG. 33. — Ciseaux courbes.   FIG. 34. — Pince courbe.

tats bien préférables à ceux que donnerait le

rasoir, qui doit être réservé essentiellement pour les pièces durcies, ou pour les tissus qui, comme le cartilage, possèdent une consistance naturelle favorable à la pratique des coupes. Aux ciseaux courbes, il faut joindre une *pince fine*, soit droite, soit recourbée (comme celle de la fig. 34). Les minces débris de tissu obtenus par le ciseau pourront être saisis avec la pince et agités dans l'eau, ou dans un *liquide indifférent*, et l'on obtiendra souvent de cette manière une dissociation déjà suffisante pour l'étude de certains tissus ; c'est ainsi, et avec le secours seul de la pince, que l'on peut dissocier et étaler sur une plaque de verre un pinceau de capillaires sanguins arrachés de la pulpe cérébrale, des tubes séminifères extraits du testicule, etc., etc. ; mais souvent il faudra faire usage de *petits pinceaux*, assez fermes, en poil de blaireau ou de martre, avec lesquels on étale, retourne, et dissocie très-légèrement la préparation. Ces pinceaux sont également indispensables pour écarter certains éléments qui, par leur abondance, gènent l'observation ; en s'en servant alors comme d'une brosse ou d'un balai, on arrive à ne plus conserver que la trame essentielle du tissu : c'est ainsi que dans l'étude des ganglions lymphatiques on écarte les globules blancs dont le nombre trop considérable voile entièrement la préparation. — Un filet d'eau, un jet de seringue, que l'on dirige délicatement sur la pièce préparée, peuvent rendre les mêmes services dans les circonstances de ce genre.

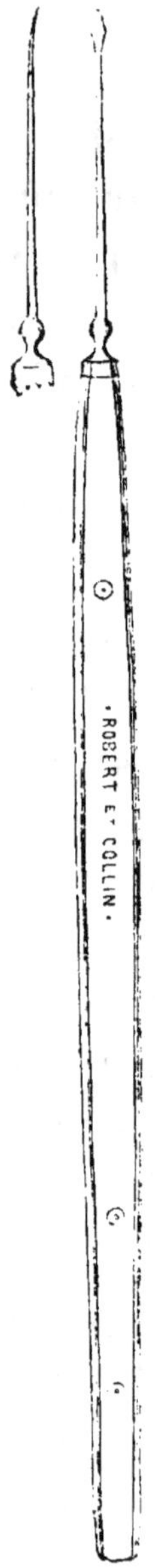

Mais du moment que l'on a affaire à des tissus plus résistants, à trame plus dense et plus serrée, les moyens de dissociation que nous venons d'indiquer ne sauraient suffire. On a alors recours à des *aiguilles à dissection* (fig. 35), aiguilles en acier, à pointe plus ou moins aiguë, ou même à extrémité tranchante comme les aiguilles à cataracte. Ces aiguilles, les unes droites, les autres courbes, sont munies d'un petit manche de bois, de préférence cylindrique, qui permet de les faire rouler facilement entre les doigts. Il est avantageux d'avoir des *porte-aiguille* en forme de porte-crayon.

FIG. 35. — Aiguille à dissection.

ROBERT ET COLLIN.

qui peuvent recevoir des aiguilles de toutes formes et de toutes dimensions.

On opère la dissociation sur la plaque de verre dite *porte-objet* : c'est sur cette plaque même que se fera l'étude microscopique de la préparation, car, en transportant celle-ci d'une lame sur une autre, on s'expose trop souvent à perdre le fruit d'une heureuse dissociation. Ces plaques seront en verre à glace parfaitement poli, bien planes sur les deux faces, et, autant que possible, toutes de même épaisseur, afin que, en les plaçant sous l'oculaire du microscope, on ne soit pas exposé à salir l'objectif et à détruire la préparation, une préparation sur une plaque épaisse succédant à une préparation sur plaque mince.

Il est bon de disposer d'une large plaque de verre sur la face inférieure de laquelle on a collé des petits carrés de papier au nombre de quatre au moins et colorés en noir, blanc, vert, rouge : c'est sur cette plaque qu'on place la lame porte-objet pour y opérer la dissociation, en ayant soin de disposer les choses de manière que le fragment du tissu à dissocier se projette sur le fond qui le rend le plus visible : sur le fond noir, si le fragment est blanc ; sur le fond blanc, si le fragment est noir (tissus pigmentés ou traités par l'acide osmique), etc.

Il est impossible de donner des règles pour opérer la dissociation avec les aiguilles : à ce sujet chaque opérateur se crée lui-même des procédés après quelques tentatives plus ou moins infructueuses : on dissocie les tissus tenaces et à trame fibreuse, en les fixant d'une part avec une aiguille et en dilacérant avec l'autre un peu dans tous les sens ; par contre, on dilacère par exemple un filet nerveux parallèlement à la direction de ses tubes. Pour des tissus plus mous, par exemple pour la substance grise de la moelle épinière, on se trouve très-bien de placer l'aiguille à plat sur la préparation et de la promener dans tous les sens, tout en la faisant tourner sur son axe : on isole ainsi parfaitement, par ce procédé en apparence grossier, les cellules nerveuses des cornes antérieures, en conservant intacts leurs prolongements les plus fragiles.

En somme, on dissocie le plus souvent sans savoir exactement ce que l'on fait ; mais cependant lorsque les tissus sont composés d'éléments disposés dans un ordre régulier et connu, il est certaines règles à observer pour en obtenir l'isolement : c'est ainsi qu'on dissocie les tubes nerveux d'un nerf en fixant celui-ci par une extrémité, et en promenant ensuite dans son intérieur la pointe de l'aiguille à un grand nombre de reprises et toujours parallèlement à l'axe du faisceau nerveux. On peut agir de même pour l'isolement des fibres musculaires.

Enfin, pour opérer certaines dissociations délicates, où il est nécessaire de bien se rendre compte de ce que l'on fait, pour recueillir certains éléments anatomiques (l'*ovule*, par exemple), on doit opérer sous une forte loupe, ou même sur la platine d'un microscope composé : dans ce dernier cas, il est bon de munir le microscope d'un appareil redresseur (*prisme oculaire redresseur* de Nachet), afin d'éviter la difficulté qui résulte du renversement des images par le microscope composé (*voy.* p. 20).

B. *Réactifs.* — Quelques réactifs sont très-utilement employés pour faciliter la dissociation, ou pour amener les tissus à un état où cette dissociation se produit pour ainsi dire spontanément. Parmi ces réactifs, les uns n'exercent pas une action violente ; les autres n'agissent qu'en déformant et modifiant puissamment les éléments anatomiques ; nous nous bornerons ici

à quelques indications sur les premiers (pou
les seconds, voyez plus loin chapitre des *Réactif*
isolants).

L'*acide chromique* en solution très-faibl
(1 pour 3,000 d'eau) est un milieu qui facilit
singulièrement la dissociation des tissus qu'on
a laissé macérer deux à quatre jours : son em
ploi est un des meilleurs moyens à mettre e
usage pour obtenir une facile dissociation de l
substance grise de la moelle épinière, et ob
tenir, par exemple, avec une moelle de bœu
de belles cellules nerveuses multipolaires (ce
lules dites *motrices*) isolées. A cet effet on pren
un fragment de moelle (de préférence du ren
flement lombaire), on le fend en long et trans
versalement de droite à gauche, de manière
mettre au jour la substance grise des corn
antérieures, et on le dépose dans une solutio
de 1 d'acide chromique pour 3,000 d'eau. Cet
solution doit avoir une teinte jaune verdâtr
bien différente de la teinte jaune rouge d
solutions plus concentrées : au bout de deux
quatre jours en été, de quatre à cinq jours e
hiver, on enlève de petits fragments de l
substance grise des cornes antérieures, et o
les place dans une solution de carmin (*vo*

plus loin) : retirés au bout de vingt-quatre heures et dissociés sur une lame de verrre, ces fragments montrent par places de belles cellules nerveuses, avec prolongements ramifiés, noyau et nucléole, ces diverses parties ayant fixé le carmin d'une manière plus ou moins intense.

L'alcool dilué, ainsi que l'a indiqué Ranvier, est également très-utile pour faciliter la dissociation : on se sert d'un mélange de 2 parties d'eau pour 1 partie d'alcool à 36°.

On emploie également avec avantage la *liqueur de Muller*, dont nous donnerons plus loin la formule. — Ce liquide, si les fragments de tissu n'y font qu'un séjour de quelques semaines, facilite la dissociation; si le séjour est beaucoup plus prolongé, on obtient le durcissement du tissu (*voy.* plus loin).

2. Liquides additionnels ou indifférents.

On avait, jusque dans ces dernières années, l'habitude de procéder à la dissociation des éléments anatomiques dans une goutte d'eau, et même d'eau distillée : c'est là une pratique fâcheuse, car l'eau, et surtout l'eau distillée, altère rapidement par imbibition tous les éléments un peu délicats : les globules sanguins s'y gonflent et s'y décolorent rapidement ; les cellules à cils vibratiles ne peuvent même pas y être observées : à peine déposées dans l'eau, elles s'y gonflent, les cils perdent leurs mouvements, et, l'imbibition continuant à se produire, les cellules ne tardent pas à éclater sous les yeux de l'observateur. On a donc pensé à employer comme liquides additionnels des liquides absolument sans action sur les éléments anatomiques, des liquides dans lesquels des cellules épithéliales vibratiles, déposées à l'état vivant, pussent se maintenir dans cet état, c'est-à-dire présenter encore pendant un temps plus ou moins long les mouvements caractéristiques de leurs cils. Il était naturel de s'adresser dans ce but aux liquides mêmes de l'organisme, à ceux au milieu desquels les éléments anatomiques sont normalement plongés : c'est ainsi qu'on a employé le *sérum sanguin*, privé de ses globules par la coagulation de la fibrine, l'*humeur aqueuse* extraite de l'œil d'un animal récemment mis à mort, la *sérosité céphalo-rachidienne*, le *liquide amniotique*. En ajoutant un petit morceau de camphre à ces liquides animaux, on peut les conserver fort longtemps à l'abri de toute décomposition.

En somme, ce qui caractérise ces liquides, c'est la présence de l'albumine et de sels, surtout de chlorure de sodium. On a donc songé à fabriquer artificiellement des véhicules analogues. Tel est le *sérum artificiel* de Schultze, composé de blanc d'œuf délayé dans 5 à 10 fois son volume d'eau avec 2 parties de chlorure de sodium pour 100. — Schultze a trouvé de grands avantages à ajouter un peu d'iode aux sérosités naturelles ou artificielles pour en faire des liquides indifférents : cette préparation a pris le nom d'*iodsérum* : l'iodsérum se fait avec l'eau de l'amnios, qu'il est facile de se procurer en abondance, car on trouve toujours dans nos grands abattoirs des matrices de vaches ou de brebis pleines ; à ce liquide on ajoute une certaine quantité de teinture d'iode qui le trouble. On filtre, et ce liquide filtré doit être ajouté à l'eau amniotique encore à l'état normal. On obtient alors un liquide coloré en jaune ; avec le temps l'iode disparaît, le liquide pâlit et se putrifierait, si l'on n'avait soin d'y ajouter de temps en temps une nouvelle quantité de sérosité amniotique saturée d'iode.

Une simple dissolution de chlorure de sodium (2 p. 100) peut jusqu'à un certain point rendre les mêmes services. Des cellules vibratiles vivantes y conservent assez longtemps leurs mouvements, et c'est là le meilleur critérium d'un liquide indifférent.

A côté des liquides indifférents, capables de laisser les éléments à l'état vivant, il faut placer les liquides purement *conservateurs*, dans lesquels on dépose des fragments de pièces, qui, au bout d'un temps plus ou moins long, devront subir l'action des autres réactifs, ou dans lesquels on examine immédiatement des tissus dont les éléments sont très-délicats et très-altérables. Une légère solution d'acide chromique est très-précieuse pour. cela ; Ranvier a recommandé aussi une solution d'acide picrique, surtout pour étudier les éléments du cartilage. L'un des liquides les plus usités dans ce but est la *liqueur de Muller*, pour laquelle Grandry nous donne la formule suivante :

Eau...................... 100 parties.
Bichromate de potasse..... 2 à 3 —
Sulfate de soude.......... 1 —

Ces liquides renferment en général les mêmes substances que celles que nous allons avoir

à étudier comme agents de durcissement, mais
avec une proportion d'eau différente.

3. Chambres humides et chambres chaudes.

On a poussé plus loin encore les précautions
destinées à placer les éléments anatomiques,
que l'on veut étudier à l'état de vie, dans des
conditions qui se rapprochent le plus possible
de celles réalisées dans l'organisme : tel a été

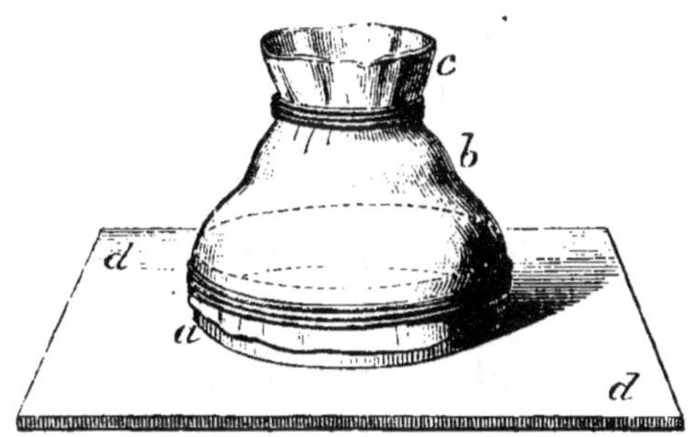

Fig. 36. — Chambre humide.

le but des *chambres humides*. La figure 36 donne
une idée suffisante du principe de ces appareils,
dont le but essentiel est de maintenir les éléments examinés dans un milieu humide, à l'abri
de toute évaporation : à cet effet la préparation
est recouverte par la bourse en caoutchouc (*b*),
dont l'ouverture (*c*) est fixée par un lien élas-

tique au tube du microscope : telle est la *chambre humide* de Recklinghausen ; c'est avec un appareil analogue que Hayem et Hénocque ont observé les mouvements améboïdes des globules blancs. Enfin, pour réaliser plus complétement les conditions des milieux intérieurs des animaux à sang chaud, on a construit des chambres humides susceptibles d'être élevées et maintenues à une température donnée. Nous ne pouvons que renvoyer aux ouvrages techniques de H. Frey et de Ch. Robin pour les détails de construction et d'emploi de ces *chambres chaudes*, qui sont d'un usage trop spécial pour trouver ici une description complète. Robin a donné notamment la description d'une nouvelle chambre de Nachet, permettant d'avoir ensemble chambre humide, chambre chaude et chambre à gaz, et d'employer sans inconvénient les grossissements les plus considérables (1) ; mais comme il est essentiel que le débutant lui-même se rende compte de ce qu'on appelle les *mouvements améboïdes* de certains éléments anatomiques (par exemple, des globules blancs du sang) et que cette étude se fait facilement sur les globules des animaux à sang froid (grenouille,

(1) Ch. Robin. *Traité du microscope*, p. 242.

salamandre, axolotl), nous donnerons la description d'une chambre humide extrêmement simple, que chaque observateur peut lui-même disposer, et avec laquelle peuvent être faites même
des études très-délicates. Sur une plaque de
verre (dite plaque porte-objet) on place une lamelle circulaire de sureau, lamelle dont la partie
centrale a été enlevée, de telle sorte qu'il n'est
resté au définitive qu'un *anneau* de moelle de
sureau : cet anneau est imbibé d'eau. On dépose
alors une goutte de sang ou de lymphe de batra-
cien à la face inférieure d'une lamelle de verre
dont on recouvre cet anneau de sureau : mettant
alors au foyer du microscope la face inférieure
de cette lamelle, on peut y observer les éléments
anatomiques contenus dans une mince couche
de liquide, dont l'évaporation est empêchée par
l'humidité qu'emet la substance spongieuse du
sureau dans le petit espace clos, limité en bas
par la lame et en haut par la lamelle de verre.

Le sang de l'écrevisse est plus favorable encore
que celui des batraciens à ce genre d'observations, car il présente des globules blancs de dimensions très-considérables et à mouvements
relativement très-actifs. C'est ainsi qu'on constate que des leucocytes qui, au début de l'ob-

servation, présentaient une forme plus ou moins régulièrement sphérique, se déforment en donnant naissance à des prolongements plus ou moins ramifiés ; ces mouvements ont été, avec raison, comparés à ceux que présentent certains organismes monocellulaires appelés *amibes*.

4. Fixation des éléments anatomiques.

Lorsqu'on veut conserver en préparation permanente des éléments anatomiques tels qu'ils ont été observés à l'état frais, il faut faire agir sur eux un réactif qui les fixe d'une manière définitive dans leur forme, et les rende inaltérables aux milieux dans lesquels se fera la conservation et grâce auxquels la préparation pourra acquérir toute la transparence désirable.

On peut, il est vrai, atteindre ce but, quoique d'une manière très-incomplète, en employant comme milieu conservateur, soit la solution d'acide picrique, soit la liqueur de Muller ; mais on se prive alors de la faculté de colorer les éléments anatomiques, et de les monter en préparations dans des milieux qui les rendent transparents.

Jusque dans ces derniers temps la recherche

d'un réactif capable de fixer instantanément les éléments anatomiques, de les momifier, pour ainsi dire, sans altération, pouvait paraître une chose irréalisable : l'alcool absolu avait bien été employé dans ce but, mais il ne donne que dans quelques cas particuliers des résultats vraiment heureux.

L'emploi de l'*acide osmique* est venu combler de la manière la plus parfaite cette lacune de la technique microscopique. Ainsi que l'a indiqué G. Pouchet, qui s'est particulièrement appliqué à faire apprécier, en France, l'importance de l'emploi de l'acide osmique, ce réactif fixe instantanément les éléments anatomiques. Une goutte de solution osmique concentrée, déposée sur des leucocytes, fixe ces éléments et les conserve avec les expansions améboïdes qu'ils présentaient au moment même de l'opération. Pour conserver des spermatozoïdes, des globules rouges du sang, des cellules épithéliales, il n'est pas de procédé plus efficace que d'en opérer la dissociation dans une goutte de solution osmique : on lave aussitôt après à l'eau distillée, et la conservation définitive peut se faire dans une goutte de glycérine.

Un exemple encore fera saisir les avantages de

ce réactif. Lorsqu'après avoir examiné les mouvements si vifs des cils vibratiles des lamelles branchiales de la moule, on cherche à faire une préparation définitive de ces parties, afin d'examiner ces cils à l'état de mort et d'étudier leurs connexions avec les éléments épithéliaux dont ils font partie, ni les liquides dits indifférents, ni la liqueur de Muller, ni l'alcool absolu, ne donnent de résultats parfaitement satisfaisants. Si, au contraire, on dépose une goutte de solution osmique sur un point de ces lamelles, et qu'on lave à l'eau distillée dès que ce point commence à noircir légèrement, on constate par l'examen microscopique que pas un cil vibratile ne manque à l'appel ; on peut ensuite colorer par le carmin les cellules sous-jacentes, et monter le tout dans la glycérine ou même dans le baume du Canada, sans que rien soit altéré dans la préparation.

CHAPITRE II

La dissociation et l'emploi des divers réactifs et procédés d'examen que nous venons de passer en revue, sont très-propres à l'étude de la *structure* des tissus, c'est-à-dire qu'ils nous font connaître la nature des éléments dont sont composés ces tissus. Mais pour les cartilages, les os et quelques autres tissus, et particulièrement lorsque des notions de *structure* on veut passer à l'étude de la *texture*, c'est-à-dire rechercher la manière dont sont agencés les éléments anatomiques, il faut pratiquer des coupes, lesquelles exigent des préparations préliminaires et une instrumentation particulière.

1. Préparation des tissus et organes pour la pratique des coupes.

A. — Les tissus qui présentent une dureté considérable ne sont représentés, du moins dans les études d'histologie humaine, que par les os et les dents. On peut en faire des préparations, soit en agissant sur le tissu à son état naturel, soit en opérant sur le tissu préalablement ramolli.

Dans le premier cas, on se sert d'une scie très-fine pour détacher une lamelle osseuse aussi mince que possible : on place cette lamelle sur une pierre de grès plane et unie, sur laquelle on verse de l'eau ; appliquant alors sur la lamelle osseuse, soit un bouchon de liége, soit un morceau de pierre ponce, soit même simplement la pulpe de l'index recouvert d'un linge, on la fait glisser rapidement sur le grès, de façon à l'user alternativement sur chacune de ses faces. Quand la lamelle est devenue suffisamment mince et transparente, on lui donne le dernier degré de minceur et de poli en l'usant d'une manière semblable sur une pierre plus fine, sur une pierre à repasser les rasoirs.

Dans le second cas, on place un fragment d'os ou de dent dans une solution étendue d'acide chlorhydrique : au bout de peu de jours, les sels calcaires sont dissous, et l'on pratique les coupes comme sur un cartilage. Le second procédé est moins avantageux que le précédent

pour montrer les cavités irrégulièrement étoi-
lées du tissu osseux et surtout leurs plus fins
prolongements, mais il permet de constater
plus nettement la disposition de la substance osseuse formant des lamelles concentriques autour
des canalicules de Havers. L'acide chromique.
dont nous indiquerons plus loin l'usage pour
durcir les parties molles, et par exemple la
moelle des os, dissout aussi, mais plus lentement, les sels calcaires. Il en est de même de
l'acide picrique.

Quelques tissus, comme le cartilage, n'ont besoin d'aucune action préparatoire pour subir des
coupes. Citons encore au même titre les poils :
pour étudier ces derniers, il suffit d'en placer un
faisceau sur une baguette de sureau et de couper le tout en tranches minces, à l'aide du rasoir ;
on délaye ensuite les tranches dans l'eau, et
parmi les nombreuses coupes ainsi obtenues,
on en trouve un grand nombre d'assez fines
pour suffire à l'étude.

B. — Mais le plus grand nombre des tissus
doivent subir un durcissement préalable, si l'on
veut y pratiquer des coupes qui montrent les
éléments dans leur ensemble et dans leurs rapports réciproques. Aussi s'est-on appliqué à

chercher des procédés capables de durcir les pièces anatomiques, tout en leur conservant un certain degré de souplesse et d'élasticité. Trop mous, les tissus s'écrasent et se réduisent en bouillie ; trop durs, ils se prêtent mal à la section ; en même temps, ils ont une fâcheuse tendance à se briser, à se réduire en miettes, et il devient impossible d'en obtenir une mince lamelle bien continue. C'est surtout pour le tissu nerveux, pour la moelle épinière, par exemple, qu'il est difficile et indispensable de parvenir au degré de durcissement voulu.

Les procédés de durcissement peuvent se classer sous les chefs suivants : *dessiccation, coction, coagulation* par des réactifs chimiques, *congélation.*

Dessiccation. — Elle est employée avec succès pour les tendons, les aponévroses, la peau, etc. Supposons qu'il s'agisse d'un lambeau de peau : on le placera sur une lame de liége, la surface épidermique contre ce dernier, la surface dermique à l'air libre (si la disposition était inverse, la dessiccation serait très-lente, et la membrane moisirait ou se putréfierait sans se dessécher); avec des épingles on fixera les bords du lambeau, puis on exposera le tout dans un lieu sec et chaud. Au bout de trente-six heures au plus, selon la saison, on obtiendra une membrane sèche, dure et plus ou moins transparente. Il sera alors facile d'en détacher avec le rasoir, perpendiculairement à la surface, de minces coupes qu'on recevra sur une lame de verre ; on les recouvrira alors, toujours à sec, d'une lamelle de verre ; c'est alors seulement qu'on déposera sur les bords de la lamelle de verre une goutte d'eau pure ou d'eau acidulée, qui, arrivant par capillarité jusqu'à la coupe sèche, l'imbibera lentement, graduellement, la forçant à s'étaler régulièrement entre les deux lames de verres : on obtient ainsi d'excellentes préparations de l'épiderme et du derme.

Coction. — Le procédé le plus simple et le plus expéditif de durcissement consiste à plonger rapidement un morceau d'organe dans de l'eau bouillante, et même à lui faire subir un certain degré de cuisson. C'est ainsi qu'on peut durcir le testicule, la prostate et la plupart des glandes. Mais ce moyen, qui permet ensuite de faire des coupes d'ensemble, n'est bon que pour l'étude de la disposition générale des éléments ; il met en évidence l'arrangement des culs-de-sac glandulaires, la stratification de couches de na-

ture diverse, mais il altère les éléments anatomiques ; il les déforme et donne des préparations qui ne peuvent être étudiées qu'à un faible
grossissement, pour prendre une vue d'ensemble de la texture d'un organe, comme le testicule, le foie, le rein, le pancréas, etc.

Coagulation par des réactifs. — Si la coction
ne donne pas des préparations heureuses, on
obtient déjà des résultats plus satisfaisants et
presque aussi rapides, en combinant un degré
plus ou moins élevé de chaleur avec l'action de
l'*acide picrique*. L'usage de ce réactif a été,
d'après Rouget, introduit en histologie par
Schwann. Il a été préconisé par Ranvier, d'a-
bord pour étudier les cellules de cartilage (*voy.*
plus haut), puis pour durcir les tissus. Il faut à
cet effet se servir d'une solution saturée. Nous
avons obtenu les meilleurs résultats en faisant
une solution à chaud ; quand elle commence à
se refroidir, on y place le tissu à durcir par petits fragments. Déjà, après huit ou dix heures,
les fragments sont assez durs pour qu'on y pratique des coupes ; mais les tissus sont toujours
un peu rétractés, sans déformation cependant.
Ranvier recommande la solution saturée d'a-
cide picrique pour durcir les tissus très-vascu-

laires : ainsi le poumon, dont les vaisseaux sont encore pleins de sang, y acquiert en vingt-quatre heures la consistance nécessaire aux préparations les plus fines. L'acide picrique, nous l'avons dit, est précieux pour l'étude des os, dont il durcit la moelle, en même temps qu'il dépouille le tissu osseux de ses sels calcaires, et permet de l'entamer avec le rasoir.

Mais les réactifs les plus précieux pour opérer le durcissement des tissus sont l'*alcool*, l'*acide chromique* et l'*acide osmique*.

L'*alcool* est employé à plusieurs degrés de concentration : on immerge d'abord de petits morceaux d'organes dans de l'alcool faible, qu'on remplace, le lendemain ou au bout de peu de jours, par de l'alcool plus fort. C'est ainsi que l'on durcit avec grand avantage le pancréas, les glandes salivaires, le testicule ; les coupes faites alors sur ces tissus s'imprègnent très-facilement des réactifs colorants. L'alcool est aussi très-utile pour durcir des parties du système nerveux central, mais, sous ce rapport, il n'égale pas l'acide chromique : il permet parfaitement d'étudier la disposition relative des divers éléments ; mais, en général, il déforme. en les rétractant, les éléments cellulaires. « Il

n'en est pas de même pour les fibres musculaires, lamineuses et autres qu'il conserve avec
tous leurs principaux caractères pendant des
années et permet de reconnaître aisément, quelle
que soit la durée de leur conservation » (Ch.
Robin). Les histologistes anglais se servent à
peu près avec autant d'avantage de l'esprit de
bois ou alcool méthylique. Enfin, on peut mélanger l'alcool, qui durcit, à d'autres liquides,
qui donnent de la transparence aux tissus : tel
est le mélange de L. Clarke (3 parties d'alcool
pour 1 partie d'acide acétique), et celui de
Beale (8 à 10 gouttes d'une solution de soude
caustique dans 38 grammes d'alcool).

Pour les tissus très-délicats on obtient de bons
résultats en les immergeant dans l'*alcool absolu :*
par exemple on durcit ainsi les jeunes embryons qui n'ont pas plus de 2 à 3 centimètres de longueur, les œufs de poissons fé-
condés et à divers degrés de développement, etc.

L'*acide chromique* a été indiqué comme réactif durcissant par Hannover en 1848. Depuis
cette époque, il a obtenu à juste titre la préférence sur tous les autres réactifs, pour durcir
toutes les différentes parties du système nerveux. On prépare d'avance une solution assez

forte, qui, étendue d'eau, donne immédiatement les solutions au degré voulu. Quand on a une pièce à durcir, on la place par petits fragments dans une solution qui ne doit pas dépasser 3 pour 100; il vaut même mieux commencer par une solution plus faible ; le lendemain, on peut placer l'objet dans une solution plus forte. Vingt à trente jours sont suffisants pour obtenir un durcissement convenable, mais la pièce ne peut que gagner à macérer plus longtemps dans l'acide chromique. Il est arrivé à tout histologiste de retrouver, au bout d'un temps considérable, des tissus qu'il avait oubliés dans la solution d'acide chromique, et d'être étonné de la facilité avec laquelle ces pièces se prêtaient parfois alors aux coupes les plus minces et aux préparations les plus délicates. Mais en général il vaut mieux, une fois qu'une pièce est durcie, si l'on veut la conserver dans cet état pour l'étudier ultérieurement, la placer dans de l'alcool. On combine ainsi l'action durcissante des deux réactifs, on enlève à la pièce la coloration trop intense donnée par l'acide chromique, et on la rend extrèmement élastique, tandis qu'elle risquerait de devenir friable par un séjour trop prolongé dans l'acide chromique.

C'est surtout lorsqu'il s'agit de durcir des parties du système nerveux central, qu'il faut avoir soin de n'agir que sur des fragments peu volumineux, sans quoi les couches périphériques deviennent dures, mais la partie centrale demeure incolore, molle, et se décompose. On place, par exemple, des fragments de moelle épinière de 3 à 4 centimètres de longueur, et, pour éviter qu'ils ne se déforment, on les suspend, à l'aide d'un fil, au milieu de la solution. Cette précaution a de plus l'avantage de rendre toutes les parties de la pièce également accessibles à l'action de la solution chromique. D'une manière générale, il faut toujours mettre une grande proportion de liquide relativement au volume de la pièce.

Nous devons, après l'acide chromique, citer quelques sels de cet acide, les chromates, employés également comme durcissants; le plus employé est le bichromate de potasse, soit à l'état de *liqueur de Muller* (*voy*. ci-dessus p. 156), soit à l'état de solution simple (2 à 4 de bichromate pour 100 d'eau). On emploie également le bichromate d'ammoniaque (4 pour 100 d'eau). On voit donc qu'en général les chromates sont employés comme durcissants en solutions au

moins 10 fois plus fortes que l'acide chromique.

L'acide chromique et les chromates sont la
base de tous les procédés employés pour le durcissement des pièces du système nerveux central : on peut combiner les chromates et l'acide
chromique, et faire, par exemple, agir d'abord
une solution de chromate de potasse, qui pénètre et imbibe mieux la pièce, puis l'acide
chromique, qui achève le durcissement. On
peut aussi combiner les chromates avec d'autres
sels, et récemment Erlitzky a dit s'être fort
bien trouvé de l'emploi d'une solution de chromate de potasse et de sulfate de cuivre (*voy.* ci-
après, *Bibliographie*).

L'*acide osmique* est employé en solution de
1 à 2 grammes dans 100 grammes d'eau pour
colorer certaines parties, telles que la myéline
des tubes nerveux, et en général les substances
grasses (*voy.* plus loin). Mais en solution saturée il représente, ainsi que l'a montré Pouchet, un des plus précieux réactifs durcissants
pour les parties délicates et peu volumineuses.
On sait que l'acide osmique possède des propriétés fortement toxiques et que ses vapeurs
irritent violemment la conjonctive; il doit donc

être manié avec prudence ; pour en préparer la solution saturée, on met simplement dans un petit flacon, bien lavé à l'acide sulfurique et à l'eau distillée, 5 ou 6 centimètres cubes d'eau, et on y introduit les fragments d'un tube contenant 1 gramme d'acide osmique. (Cet acide est vendu dans le commerce sous la forme de cristaux verdâtres renfermés dans un tube scellé à la lampe : chaque tube contient 1 gramme d'acide ; on brise ce tube au moment de s'en servir.) Pour employer cette solution concentrée, on en porte, avec une pipette, une goutte ou deux sur la partie à durcir, ou bien, dans un verre de montre, on dépose quelques gouttes de solution, de manière à immerger le petit fragment de tissu ; ce réactif ne pénétrant que très-peu profondément dans les tissus, il est en effet nécessaire de ne le faire agir que sur des morceaux de très-faible dimension. Quand le tissu a légèrement bruni, ce qui se produit en moins d'une minute, on lave à l'eau distillée, et on achève le durcissement par l'immersion dans l'alcool absolu pendant quelques heures. Le séjour dans l'alcool ne doit pas se prolonger au delà de vingt-quatre heures, car il rend alors les pièces cassantes et friables.

Nous ne dirons que quelques mots des autres réactifs employés comme durcissants.

Le bichromate ou *chromate rouge de potasse* a les mêmes propriétés que l'acide chromique, et s'emploie en solutions aqueuses, dans de plus fortes proportions (*voy.* p. 173).

L'acide acétique peut être parfois employé comme durcissant, mais il n'exerce cette action que d'une façon indirecte et, pour ainsi dire, accidentelle : c'est ce qui a lieu lorsqu'il gonfle des éléments dont l'augmentation de masse est empêchée par une trame non modifiée : ainsi dans la peau , les fibres élastiques emprisonnent étroitement les groupes de fibres lamineuses, qui, gonflées et étranglées, se durcissent suffisamment pour permettre de faire des coupes minces (Grandry).

Combiné à l'alcool, l'acide acétique forme le réactif durcissant de Beale ; mais ici c'est surtout l'alcool qui agit, puisque dans ce mélange on ajoute à 30 grammes d'alcool seulement une dizaine de gouttes d'acide acétique (fig. 170) ; grâce à la présence de cet acide, les parties, en durcissant, acquièrent en même temps une grande transparence (*voy.* plus loin : *Acide acétique*, réactif isolant).

Magnan a employé le chloral pour l'étude des tubes nerveux, et a montré que ce réactif coagule et durcit la myéline, de telle sorte que le tube nerveux représente alors un cylindre parfaitement régulier. Les préparations ainsi obtenues ont cela de remarquable que la myéline se colore alors par le carmin (*voy.* plus loin).

La *congélation* est un moyen rapide et souvent heureux de durcir des tissus qu'on veut examiner à l'état frais : elle nous a paru particulièrement propre à l'étude du poumon. A cet effet on place un morceau de poumon dans un mélange de sel de cuisine et de sel marin : on le retire quand sa solidification est complète, et, avec un rasoir préalablement refroidi, on en détache à main levée de minces lamelles.

La congélation est encore employée pour pratiquer des coupes étendues, non plus à main levée, mais à l'aide du microtome. Dans ce cas la congélation est faite dans le tube du mirotome, et l'appareil instrumental employé dans ce cas présente des dispositions que nous indiquerons en parlant des microtomes.

2. Fixation des pièces.

Même lorsqu'on agit sur des tissus ou des organes durcis par des réactifs, il peut se faire que ces fragments d'organes soient composés de parties plus ou moins mobiles les unes sur les autres, et dont la disposition serait dérangée par la coupe : il est donc important de fixer ces parties, par exemple, quand on veut faire une coupe d'ensemble des membranes de l'œil, lorsqu'on étudie certaines glandes, et particulièrement lorsqu'il s'agit de coupes de l'embryon ou de ses annexes. A cet effet, on englobe le fragment d'organe dans diverses substances liquides qui, passant ensuite à l'état solide, fixent les parties les unes aux autres dans leurs rapports normaux.

La *gomme* en solution épaisse est généralement employée dans ce but; cette sorte d'*encollage* s'obtient en plongeant la pièce pendant environ vingt-quatre heures dans la gomme en solution sirupeuse : au bout de ce temps, la pièce est plongée dans l'alcool à 36°, et au bout de vingt-quatre heures ou plus elle en est retirée dans un état de fixité qui permet de réaliser facilement des coupes d'ensemble : nous verrons dans un prochain paragraphe que les coupes sont en général recueillies dans une petite cuvette pleine d'eau, ou dans une goutte d'eau placée sur la lame porte-objet ; on conçoit donc que la gomme, qui imprègne la préparation, se dissout et laisse la coupe parfaitement libre.

Pour éviter que la gomme devienne trop cassante une fois coagulée par l'alcool, et ne rende par suite la pièce elle-même friable, nous avons trouvé un grand avantage à mêler à la solution sirupeuse de gomme une faible proportion de glycérine.

3. Pratique des coupes ; rasoirs ; microtomes.

Les tissus une fois durcis, les fragments d'organe une fois durcis et fixés (par encollage), il s'agit d'y pratiquer des coupes minces et d'une certaine étendue. On a à cet effet inventé un grand nombre d'instruments, mais on en revient toujours au simple rasoir, qui est supérieur à tous les discotomes plus ou moins compliqués, du moment qu'on a acquis l'habitude nécessaire pour le manier adroitement. Nous ne décrirons donc aucun de ces instruments, nous contentant de donner la figure du couteau de Valentin ou couteau à double lame (fig. 37). Quant aux rasoirs, il faut les choisir lourds et solides : ils sont alors mieux en main que des instruments légers, et l'on entame avec plus d'assurance les tissus.

Dans ces dernières années, on a beaucoup préconisé les rasoirs à lame évidée d'un seul côté, à lame plane du côté opposé (celui qui est appliqué sur la pièce à couper). La pratique nous a démontré que ces rasoirs plats sont sans doute excellents pour faire des coupes à main levée, mais que lorsqu'il s'agit de couper sur le plateau d'un *microtome* (*voy.* ci-après), ils deviennent absolument impraticables, parce que la lame plane adhère sur le plateau du microtome (nous verrons dans un instant que la coupe se fait sous une couche de liquide : alcool ou eau alcoolisée).

Quelques précautions sont nécessaires pour faire une bonne coupe : il faut d'abord aviver nettement l'un des points de la pièce, de façon à obtenir une surface unie, au niveau de laquelle on pratiquera les coupes ; pour obtenir celles-ci aussi minces et aussi uniformes que possible, on mouille légèrement d'eau ou de glycérine la surface avivée ; on dépose également quelques gouttes d'eau ou de glycérine sur la surface supérieure de la lame du rasoir. Le mieux encore est de se servir d'alcool : ayant à cet effet un petit cristallisoir plein d'alcool, on y plonge le rasoir, on le retire bien mouillé de ce liquide (l'eau ne le mouillerait pas dans ces circonstances), et on l'engage hardiment dans la pièce durcie aussi près que possible de la surface avivée et parallèlement à elle. Le liquide placé sur le rasoir fait que la coupe glisse facilement sur lui, sans se plisser ni se briser, à mesure que l'instrument tranchant avance ; et, s'il est dirigé d'une main sûre, sans temps d'arrêt ni reprise, on arrive, avec un peu d'habitude, à détacher des lamelles assez étendues, d'une minceur suffisante et uniforme.

Lorsqu'on débute dans ces études, il n'y a souvent que l'un des bords de la coupe qui soit suffisamment mince pour se prêter à l'observation avec de forts grossissements.

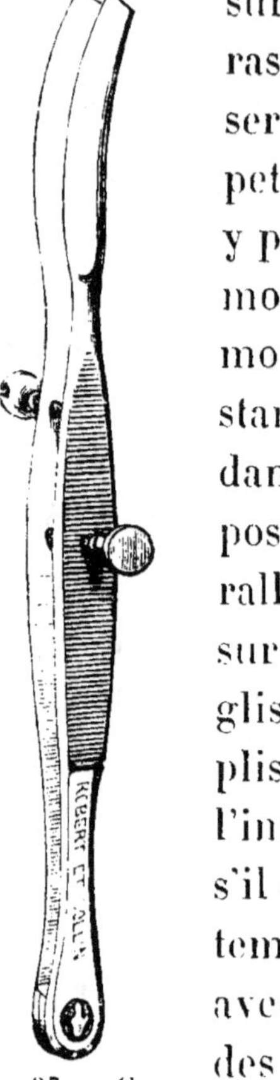

Fig. 37. — Couteau de Valentin.

Mais lorsqu'il est essentiel d'obtenir des coupes étendues et parfaitement uniformes, comme par exemple pour l'étude de la moelle épinière dans son ensemble, il est à peu près impossible d'arriver à ce résultat en tenant simplement, comme précédemment, la pièce durcie entre l'index et le pouce de la main gauche. Pour quelques organes peu épais, comme la peau ou la muqueuse intestinale, on obtient déjà de bons résultats en plaçant ces parties entre deux fragments de moelle de sureau et en coupant le tout ; le coup de rasoir a ainsi plus de sûreté, et comme on coupe une masse relativement considérable, dont le tissu à étudier ne forme qu'une faible partie, si la coupe est mince, elle le sera assez uniformément dans l'étendue de la pièce histologique. Mais, pour la moelle épinière, il faut avoir recours à des appareils qui permettent de régler d'une manière presque mathématique l'épaisseur que l'on veut donner à la coupe, et d'obtenir cette épaisseur d'une manière parfaitement uniforme. De même dans les études d'embryologie, il est souvent nécessaire de débiter une région du corps de l'embryon en une série de coupes qu'on numérote et sur lesquelles on peut alors poursuivre l'étude d'un organe sur toute son étendue et en déterminer les connexion

Les appareils qui permettent d'obtenir c
coupes étendues, d'une épaisseur régulière,
de les pratiquer sucessivement en séries non ir
terrompues, portent le nom de microtomes. L'u

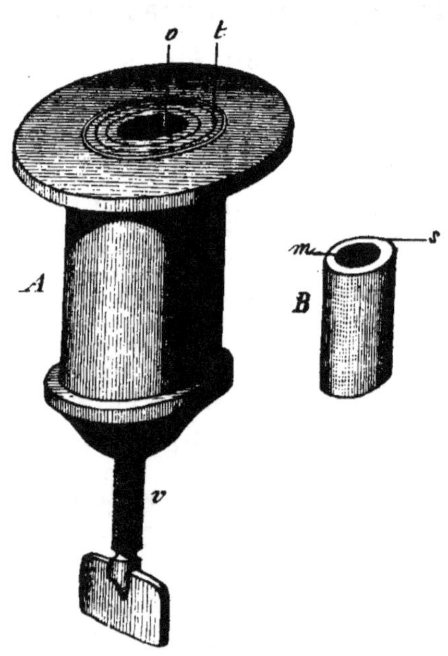

Fig. 38. — Microtome *.

des premiers appareils de ce genre a été la m
chine de Topping, formée d'une sorte de peti
table portant un trou pour recevoir les tig

(*) A, Ensemble de l'instrument. — t, Plate-forme. — v, Vis micror
rique ·— o, Calibre du microtome, dans lequel se place la préparation
— B, Moelle ép ière (m), placée dans un fragment de sureau (s). (D'ap
RANVIER, *Notes à la traduction de l'histologie* de H. Frey, 1871, p. 712.)

végétales que l'on voulait couper ; à l'aide d'une

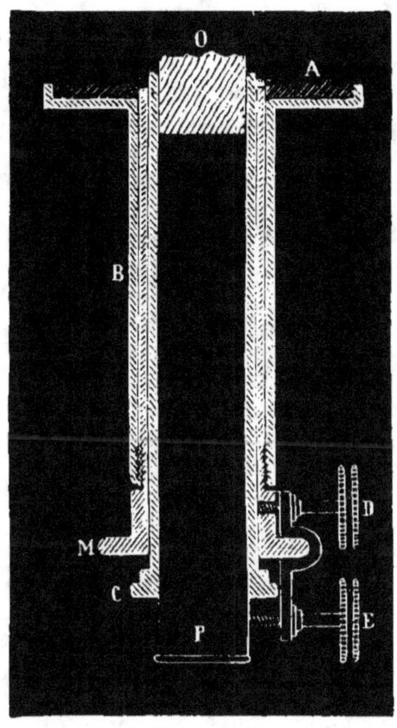

FIG. 39. — Microtome ou manchon à coupe (disposition HAYEM).

* M, Tube principal recevant d'une part l'objet O contenu dans une gaîne de cuivre C, et recouvert d'autre part par le tube B, que termine un plateau. Ce tube B se meut à pas de vis sur le manchon M. — D, Bouton venant immobiliser la gaîne C en passant au travers du tube principal M, qui devient l'âme principale de l'instrument. Si, après avoir sectionné l'objet au niveau du plateau A, on tourne celui-ci de droite à gauche, sa surface descend au-dessous de celle de l'objet, de sorte qu'on peut pratiquer une nouvelle section en faisant glisser le rasoir sur le plateau. Du reste, une division tracée sur l'extrémité inférieure du tube B indique le degré de rotation imprimée au plateau, et, par suite, permet de graduer la quantité dont on fait descendre celui-ci au-dessous de la surface de l'objet, ou, en d'autres termes, l'épaisseur que l'on veut donner à la coupe. L'objet, soutenu dans sa gaîne par le piston P, doit être remonté un peu de temps en temps pour permettre de faire plusieurs coupes en ne faisant mouvoir que le plateau, comme nous l'avons indiqué précédemment. Enfin le plateau est garni d'une rondelle de verre qui facilite le glissement du rasoir et ne permet pas son ébréchage (Voy. pag. 188 et 189).

vis on réglait la hauteur de la tige, et, avec un rasoir, on enlevait la partie plus ou moins épaisse que l'on avait laissée dépasser, selon la minceur qu'on avait voulu donner à la coupe. Follin a disposé un appareil semblable, et Luys, pour ses grandes coupes de la masse encéphalique, a construit une table de ce genre, avec laquelle il a obtenu de bons résultats. Nachet construit de petites tables de ce genre, sur lesquelles on fait mouvoir comme un rabot une lame de rasoir à face inférieure parfaitement plane.

Pour notre part, quelle que soit l'étendue des coupes à obtenir, nous ne saurions approuver aucun des appareils dans lesquels le rasoir est fixé dans le plan qu'il doit parcourir : sans doute ces mécanismes ingénieux (1) donnent à la manœuvre plus de précision que n'en obtient sans artifice une main inexpérimentée ; mais avec un peu d'habitude on arrive à acquérir cette précision de mouvement. Or, les mécanismes qui fixent le rasoir dans un certain plan ont un double inconvénient :

1° Si la coupe est d'une certaine étendue, il

(1) Voy. l'appareil de Servel de Montpellier in *Arch. de Physiol.*, 1874.

est difficile de la recueillir ; pour la faire passer de la face supérieure du rasoir dans une cuvette pleine d'eau, il faut placer cette cuvette sous le rasoir, et, avec un pinceau, y faire glisser la coupe, opération délicate, souvent infructueuse, et incomparablement plus compliqué que celle qui consiste à plonger simplement le rasoir (mobile) dans l'eau où la coupe surnage immédiatement.

2° Pour faire d'excellentes coupes, il faut à chaque instant rafraîchir le tranchant du rasoir en le passant à plusieurs reprises sur le cuir à repasser : on comprend combien ces opérations sont laborieuses, si, au lieu d'un rasoir mobile, on a entre les mains un appareil à lame fixe qu'il faut dévisser toutes les cinq minutes pour lui rendre la finesse de tranchant nécessaire.

Ceci nous amène à dire quelques mots du repassage du rasoir, opération à laquelle on ne saurait donner trop de soins. L'expérience des coupes et des intruments à cet usage nous amène à formuler la règle suivante : un bon rasoir, manié avec précaution, ne doit presque jamais être repassé sur la pierre : si par accident on y produit une brèche, il faut le remettre entre les mains du constructeur, qui le rend à son état primitif d'intégrité : dans les autres circonstances, il faut se contenter de le rafraîchir, après s'en être servi pour cinq ou six coupes, sur un bon cuir à repasser, tel qu'en fournissent tous les fabricants d'instruments de chirurgie : ce cuir présente un côté qu'on enduit d'une pâte particulière, et sur lequel on passe d'abord le rasoir, et un côté qu'on laisse sans enduit et sur lequel on essuie à plusieurs reprises le rasoir.

Pour en revenir, au point de vue des *microtomes*, aux appareils les plus simples, qui peuvent être d'un usage journalier, nous donnerons la préférence aux microtomes que livrent aujourd'hui tous les constructeurs et qui se rapprochent plus ou moins du type représenté dans la figure 38 : à part quelques détails dans la disposition de la vis qui fait monter l'objet qu'on sectionne, ces appareils consistent en un cylindre creux, ayant à l'une de ses extrémités une plateforme *t*, et à son autre bout une vis micrométrique *v*, qui fait monter un disque horizontal dans l'intérieur du cylindre ; un fragment de moelle est placé dans le calibre *o* du microtome et maintenu latéralement par des fragments de sureau (*fig.* 38, pag. 182). Il est même préférable d'enchâsser le tronçon de moelle épinière dans un morceau de moelle du sureau que l'on a largement percé selon son axe, comme les bouchons dont on se sert en chimie (fig. 38, B).

Déjà, à propos des coupes faites à main levée (pag. 181), nous avons parlé de l'emploi de la moelle de sureau. Nous ajouterons ici que cette moelle végétale, par sa souplesse, son homogénéité et sa fermeté, est l'une des matières les plus utiles à l'histologiste : sans moelle de sureau, pas de coupes possibles, car ce n'est que dans des cas spéciaux qu'on peut enclaver les fragments d'organes dans de la cire ou de la paraffine. A Paris, où le commerce s'est mis en mesure de fournir aux besoins des laboratoires, on trouve facilement des paquets de moelle de sureau chez tous les marchands de produits chimiques ; et comme cette moelle est également employée par les horlogers, il sera facile dans toute ville de s'en faire céder sans avoir besoin de s'inquiéter d'en faire la récolte.

La préparation étant disposée dans le microtome, on la fait monter en tournant la vis, de telle sorte qu'elle affleure la plate-forme, puis la dépasse plus au moins. Après avoir avivé la surface de section en enlevant tout ce qui dépasse, si on imprime à la vis un cinquième, un

quart ou un tiers de tour, on peut alors, avec
un rasoir, dont l'une des faces est appliquée
exactement sur la plate-forme du microtome,
enlever des tranches de moelle de 1/10, de
1/8 ou de 1/4 de millimètre d'épaisseur.

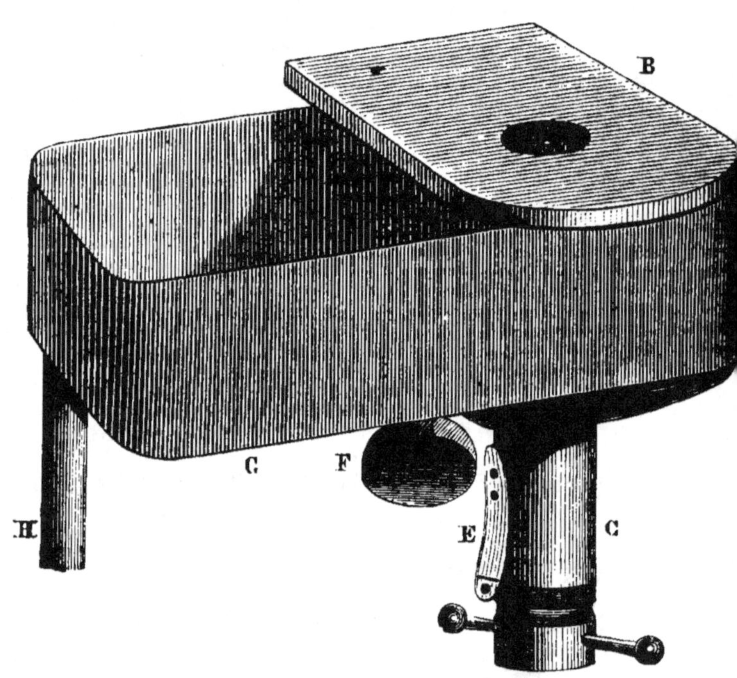

Fig. 40. — Microtome congelant de Rutherford.

Nachet a perfectionné cet instrument par une
modification qui permet de faire affleurer la
préparation au-dessus du plateau en abaissant
celui-ci, au lieu d'agir, à chaque coupe, de bas

en haut sur la préparation elle-même (fig. 39).

Quel que soit le procédé employé pour faire la coupe, celle-ci, une fois obtenue, reste sur la face supérieure de la lame du rasoir. On la fait alors glisser, avec un pinceau ou avec la pointe d'une aiguille, soit directement sur la plaque porte-objet (chargée d'une goutte d'eau

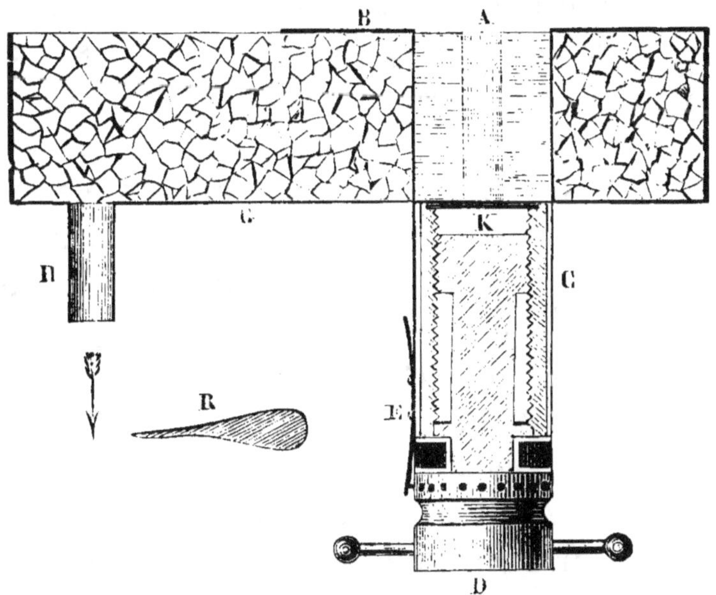

FIG. 41. — Microtome congelant de Rutherford.

ou d'un des liquides réactifs), soit dans un verre de montre plein de liquide, pour la recueillir ultérieurement avec un pinceau et la porter sur la plaque de verre.

11.

Microtome congelant. — Nous décrirons seulement ici l'appareil de Rutherford. Comme le montrent les figures 40 et 41, il se compose d'un microtome ordinaire (A,B,C,E) à platine très-large, auquel est adaptée une boîte particulière C. Le tissu doit être placé dans le tube A avec une solution de gomme ; le mélange réfrigérant (glace et sel) est placé dans la boîte C, qu'on a soin d'envelopper avec une épaisse couche de flanelle ou de laine, pour empêcher l'entrée de la chaleur extérieure.

Le tube H sert à l'écoulement de l'eau résultant de la fonte du mélange réfrigérant. — F est une vis qui sert à fixer l'ensemble du microtome à une table.

R. (*fig.* 41), représente en coupe la lame du rasoir. Dans son mémoire, Rutherfort insiste, comme nous l'avons fait précédemment (pag. 179), sur la nécessité d'employer un rasoir à face inférieure excavée et non plane.

4. Coupes à la planchette.

Un procédé très-expéditif pour opérer une série de coupes sur des membranes minces, consiste dans la pratique de ce qu'on a appelé les coupes à la planchette : on l'applique plus particulièrement aux tissus (blastoderme, rétine), durcis par l'emploi de l'acide osmique. Le procédé des coupes à la planchette a été particulièrement indiqué et pratiqué en France par G. Pouchet ; c'est à lui que nous empruntons la description du manuel opératoire.

La planchette est communément en caoutchouc durci : on y étale la membrane dont on provoque l'adhérence en la laissant se dessécher très-légèrement : prenant alors un rasoir à tranchant un peu convexe, on pratique rapidement et sans désemparer une série de coupes en avançant d'une extrémité à l'autre du fragment à couper. On procède en somme comme avec un hachoir à deux mains. Pour enlever ensuite les coupes, on verse sur elles quelques gouttes d'eau, après quoi on les fait glisser sans difficulté ; on peut au besoin les prendre une à une avec de fines pinces.

CHAPITRE III

DES RÉACTIFS EMPLOYÉS EN HISTOLOGIE.

1. Considérations générales.

Les réactifs peuvent servir soit à rendre une préparation *plus transparente* dans son ensemble, et, par suite, faire que chaque élément devienne plus visible et s'isole mieux de ses voisins; soit à détruire à peu près complétement certaines parties pour mettre dans tout leur jour les parties seules respectées. Nous donnerons à ces divers réactifs le nom d'*isolants*.

Le plus souvent, il ne suffit pas de détruire certaines parties pour rendre les autres plus visibles : il faut encore agir sur ces dernières par des matières colorantes qui s'y fixent de préférence et qui donnent aux préparations une netteté et une beauté toute nouvelles. On se sert, dans ce but, de *réactifs colorants*.

Nous traiterons donc spécialement des réactifs

isolants et des réactifs *colorants*. Mais il faut noter dès maintenant que les divers agents que nous passerons ainsi en revue, et grand nombre d'autres produits chimiques, peuvent être encore employés comme *réactifs proprement dits*, c'est-à-dire dans le but de donner lieu à une réaction qui sera caractéristique de tel ou tel élément anatomique ou de tel principe chimique. L'action de l'acide acétique sur certains éléments a été surtout étudiée, et des différences de réaction par cet agent ont servi à Ch. Robin à distinguer des éléments qui, du reste, présentaient la même forme, le même volume, la même consistance, etc. L'action colorante de l'iode est du même genre; d'autre part, l'*éther* et le *chloroforme* servent à caractériser la présence des corps gras qu'ils dissolvent ; le chloroforme est surtout mis en usage, parce qu'il s'évapore moins facilement. On reconnaît sous le microscope des cristaux formés de carbonates au dégagement de bulles gazeuses qui se produit quand on fait agir l'acide acétique ou un acide plus puissant. En un mot, presque tous les réactifs de la chimie peuvent être employés dans des réactions faites sur le porte-objet du microscope et dans l'exposé desquelles nous n'avons pas à entrer ici. Mais l'étude de ces réactifs est importante quand on s'occupe des dépôts urinaires, de l'urine, et des divers liquides de l'économie (1).

Avant d'aborder l'étude technique de ces divers réactifs, il ne sera pas inutile de bien indiquer à celui qui débute dans les études histologiques, quelle signification réelle il faut attribuer aux résultats obtenus par l'emploi de ces agents. En définitive, en colorant un tissu par le carmin, l'éosine, les dérivés de l'aniline, etc., en le traitant par le nitrate d'argent, et même en le dissociant, on fait sur lui une véritable expérience : on cherche comment il se présentera après ce traitement, et des particularités qu'on constatera alors dans tels de ses éléments anatomiques, on tendra à conclure que ces éléments présentent telle structure et qu'ils offrent entre eux telles connexions. Ces résultats peuvent être purement artificiels, en ce sens que par exemple tel réactif délimitera autour d'un élément cellulaire une couche périphérique présentant l'apparence d'une membrane, d'une enveloppe, alors que cette enveloppe n'existe pas réellement.

(1) Voyez notre *Traité du Microscope dans ses applications à la clinique* (Duval et Lereboullet. Paris, 2ᵉ édition, 1877).

Mais ces apparences dues aux réactifs n'en sont pas moins instructives : si elles ne traduisent pas directement la constitution intime, ni la morphologie exacte des éléments, elles nous fournissent des renseignements précieux sur les propriétés de leurs diverses parties, et nous permettent par exemple de distinguer dans un corps cellulaire des parties centrales et une zone périphérique ; dans d'autres conditions plus naturelles d'observation, en prenant par exemple cet élément cellulaire à une période plus avancée de son évolution, on constatera que cette zone périphérique s'est distinctement constituée en membrane propre enveloppante ; on pourra donc conclure que sur l'élément plus jeune les réactifs avaient mis en évidence des propriétés différentes correspondant à la future individualisation de la masse cellulaire en contenant et contenu.

Il faut donc contrôler les résultats d'une observation faite avec un réactif par les résultats d'autres observations faites avec d'autres réactifs, ou dans d'autres conditions d'âge, d'évolution, de nutrition de l'élément et du tissu, et ne pas croire qu'il suffit d'obtenir une préparation qui cadre plus ou moins parfaitement avec des idées préconçues, pour avoir résolu les problèmes délicats de la structure et des connexions des éléments anatomiques.

Nous ne saurions mieux compléter notre pensée qu'en empruntant au professeur Pouchet les lignes suivantes : « Ceux qui débutent dans les études histologiques sont, dit-il, enclins en général à regarder les préparations qu'ils ont faites comme traduisant l'état réel des objets; ils oublient qu'après une préparation quelconque l'objet observé est toujours, pour employer une expression mathématique, fonction du mode opératoire auquel il a été soumis. Une infinité d'erreurs ont été commises pour n'avoir pas tenu compte de cette indication véritablement élémentaire. Certains tissus ont été considérés comme étant de telle ou telle nature, suivant que l'observateur avait usage de se servir de tel ou tel réactif, ou y avait plus de confiance qu'en tel autre. — C'est par la comparaison seule des différents aspects que nous offrent les éléments anatomiques après les diverses préparations auxquelles on les soumet, que nous pouvons nous faire une idée de ce qu'ils sont réellement. L'observateur a toujours pour devoir d'analyser scrupuleusement l'apparence donnée au microscope par tel ou tel procédé de préparation, afin d'en déduire, par une véritable opération de l'esprit, ce qui *est* réellement (1). »

L'étude microscopique des tissus est donc, par le fait de l'emploi des réactifs, une véritable *étude expérimentale*, et, à ce titre, elle doit être soumise à tous les procédés de la critique et de la vérification expérimentales.

L'histologie est si bien une étude expérimentale, qu'elle ne se contente pas d'étudier les tissus une fois formés, mais qu'elle base le plus souvent ses conclusions générales et même ses classifications sur les connaissances acquises au point de vue du développement et des fonctions des tissus et de leurs éléments.

Si en effet nous considérons l'étude des tissus proprement dits, nous pouvons admettre comme division générale la classification qu'ont adoptée Cornil et Ranvier, et nous avons ainsi : 1° les tissus composés de cellules qui ont une évolution régulière et constante, et qui sont intimement soudées les unes aux autres par une substance unissante peu abondante (épithéliums de revêtement, épithéliums glandulaires). Ces cellules ont souvent une forme caractéristique et elles élaborent, dans leur in-

(1) Pouchet, *op. cit.,* p. 53.

térieur, des substances bien déterminées (substance cornée, mucine, pepsine, etc.); 2° les tissus dans lesquels la substance intercellulaire, très-abondante, est caractéristique par sa forme, ses propriétés physiques et chimiques (tissu conjonctif, cartilagineux et osseux); 3° les tissus dans lesquels la cellule a subi des modifications telles qu'elle est devenue le plus souvent méconnaissable en tant que cellule, et qu'elle a pris des caractères physiques, chimiques et physiologiques parfaitement déterminés (tissu musculaire, tissu nerveux).

Nous avons tenu à citer à peu près textuellement cette classification, pour montrer les tendances essentiellement physiologiques qui caractérisent aujourd'hui les études histologiques. Cette partie de l'anatomie a peine à se borner à des considérations purement descriptives : l'analyse des formes et des propriétés des éléments conduit fatalement à la recherche de l'origine et de la destinée, à l'étude du *rôle* de ces éléments. Ainsi nous voyons que les auteurs que nous venons de citer font entrer en ligne de compte les *fonctions* des éléments : les tissus de la première classe (épithéliums glandulaires et autres) sont caractérisés par ce fait que leurs

cellules élaborent des substances bien déterminées ; dans les tissus de la deuxième classe, « bien
que les cellules aient des propriétés physiologiques spéciales, relatives à la formation et à la
conservation du tissu, elles ne sont pas toujours
caractéristiques par leur forme, lorsqu'on les considère isolées. » — L'histologie se refuse ainsi à
rester une pure *anatomie microscopique ;* passant
successivement de l'étude des tissus à celle de
leurs éléments, elle aborde en définitive, à propos de ces derniers, les problèmes les plus délicats de la physiologie. Aussitôt se présentent des
faits complexes, difficiles à déterminer ; aussitôt
naissent les interprétations diverses et se forment
les écoles. Ce sont ces tendances, parfois prématurées et imprudentes, qui ont pu jeter, à un moment donné, un certain discrédit sur les études
microscopiques, discrédit qui aujourd'hui n'a
plus de raison d'être qu'aux yeux des rares personnes qui se refusent à reconnaître les progrès
accomplis et à marcher avec leur siècle. Mais
il est cependant bon d'insister sur ce fait, que si
des divergences vraiment singulières se rencontrent entre les opinions des histologistes les plus
compétents, le plus souvent ces divergences ne
commencent que lorsque l'on quitte le terrain de

l'observation rigoureuse pour celui de l'interprétation, lorsqu'à la pure anatomie de structure et de texture on fait succéder la recherche trop souvent hypothétique du fonctionnement et du rôle physiologique. En d'autres termes, chaque observateur, dans ses études sur un même tissu, ne voit pas ce qu'il lui plaît de voir : les faits anatomiques sont constants et invariables ; ils sont les mêmes pour tous ; l'interprétation de l'*état statique* des éléments ne peut varier ; mais c'est quand on arrive aux interprétations ou mieux aux hypothèses sur leur *état dynamique*, que les divergences se produisent. Nous n'en citerons qu'un exemple. Quoi de plus différent que le rôle assigné aux ganglions lymphatiques, d'un côté par les histologistes de l'école allemande, et de l'autre par Ch. Robin : les premiers en font des dérivés du tissu connectif, se présentant sous une forme particulière (tissu cytogène, adénoïde), qui les rend propres à servir de lieu de formation aux globules blancs ; le second en fait des glandes à épithélium nucléaire, présidant essentiellement à des modifications du plasma de la lymphe. On s'attendrait, en présence d'opinions si dissemblables, entre lesquelles il n'y a même aucun point de contact, à trouver, comme point de départ, des descriptions anatomiques entièrement différentes. Il n'en est rien : que l'on étudie la structure du ganglion lymphatique dans les ouvrages de Kœlliker et de Frey, ou dans ceux de Ch. Robin, en s'attachant seulement aux détails descriptifs (microscopiques), c'est-à-dire au point de vue purement anatomique, sans s'arrêter à la valeur interprétative de quelques expressions qui font déjà pressentir l'hypothèse physiologique, et l'on sera étonné de la concordance presque parfaite qui règne entre les auteurs. Bien plus, tant l'accord est complet dans les résultats anatomiques, on verra que les mêmes dessins peuvent également servir à appuyer des descriptions entre lesquelles le désaccord ne commence à se produire que par la préoccupation d'expliquer l'origine et les fonctions des éléments.

Les questions d'*origine* et d'*activité fonctionnelle* forment en effet les deux points principaux sur lesquels se séparent l'école allemande et l'école de Ch. Robin. Pour la première, représentée surtout par Virchow, la *cellule* est l'élément essentiellement vivant : « L'activité vitale peut être considérée comme le résultat d'un groupement particulier et compliqué d'atomes ;

mais tant que l'on ne sera pas parvenu à reproduire artificiellement ce groupement, il faudra le considérer comme quelque chose de spécial et de typique. On sera donc autorisé à appliquer, dans toute leur rigueur, à la cellule, les dénominations dont on se sert pour caractériser l'individu vivant, puisque cet individu n'est qu'une somme d'un plus ou moins grand nombre de ces éléments réunis, et que son activité peut être ramenée à l'activité des éléments cellulaires qui le composent. » Aussi, comme *fonctionnement*, *nutrition* et *reproduction* sont les trois phénomènes essentiels dont la réunion constitue la vie, Virchow admet dans l'élément cellule trois activités différentes, trois *irritabilités*, l'irritabilité fonctionnelle, nutritive et de reproduction. — Quant à la question de l'origine des éléments anatomiques, la théorie cellulaire de Virchow est trop connue pour que nous ayons besoin de faire plus que de l'indiquer ici : pour lui, toute cellule provient d'une cellule (*omnis cellula a cellula*), de même que la plante ne peut provenir que d'une plante et l'animal que d'un autre animal. Tous les éléments cellulaires qui composent le corps de l'individu adulte proviennent de la segmentation des cellules blastodermiques, qui proviennent elles-mêmes de la division d'une cellule primordiale, de l'*ovule*. Il n'y a pas *genèse* d'éléments nouveaux ; une génération ne saurait d'elle-même commencer une série de développements nouveaux ; telle est la loi du *développement continu*.

On voit qu'à propos de l'origine des éléments, les histologistes se trouvent immédiatement en présence d'un des problèmes de la biologie les plus difficiles et les plus différemment résolus : celui de la *génération spontanée*. Si, d'une part, la théorie cellulaire renferme la négation la plus complète de toute génération spontanée, d'autre part, la théorie de la *genèse* de Ch. Robin s'en approche si bien, qu'elle peut presque prendre le nom d'*hétérogénie*, sinon pour les organismes, du moins pour les éléments anatomiques. N'est-ce pas, en effet, un cas d'*hétérogénie*, que celui où, sur un individu donné, on admet la *genèse* d'éléments anatomiques de même espèce que ceux des autres régions du corps, mais différents de ceux mêmes au milieu et au contact desquels ils naissent ? Cependant, dans sa plus grande généralité, la théorie de la genèse est loin d'impliquer celle de la génération spontanée elle s'en éloigne même en ce point essentiel qu'elle admet une filiation, indirecte il est vrai, entre les éléments. La genèse, dit Ch. Robin, est caractérisée par ce fait qu'au sein d'un liquide ou entre des éléments anatomiques amorphes ou figurés, rien n'existant que le *plasma* d'une humeur (ou un *blastème*), certains principes immédiats s'unissent presque subitement, molécule à molécule, et forment des éléments anatomiques. Ceux-ci ne proviennent donc directement d'aucun des éléments qui les entourent; ce sont des individus nouveaux qui surgissent de toutes pièces, par *génération nouvelle;* mais, pour naître, ils ont besoin de ceux qui les ont précédés ou qui les entourent au moment de leur apparition, car ils se forment à l'aide et aux dépens des principes fournis par ces derniers.

Ainsi la *genèse*, au lieu d'être une *génération spontanée hétérogénique*, c'est-à-dire s'accomplissant hors de l'économie et donnant naissance à des corps dissemblables à ceux qui les ont précédés, la genèse est une *génération spontanée homogénique*, c'est-à-dire donnant naissance à des éléments anatomiques semblables à ceux des êtres préexistants auxquels sont dues les conditions d'accomplissement du phénomène.

— Si ce n'est pas seulement dans la cellule que peut se former une autre cellule, si la substance organisée, amorphe ou figurée, liquide ou demi-solide, peut donner naissance aux éléments anatomiques, cette substance organisée présentera également toutes les propriétés qui caractérisent la vie, elle les présentera quelle que soit sa forme, et en dehors de toute configuration cellulaire, à la seule condition que persiste le mode d'association moléculaire qui constitue l'état dit d'organisation.

Telle est, en effet, la théorie de Ch. Robin, et sur ce point l'école française, en face du problème de l'*activité vitale*, nous présente une solution qui, exactement comme pour la question d'*origine*, envisage les choses tout autrement que la théorie cellulaire : selon que l'état d'organisation est plus ou moins complexe, la matière organisée présente plus ou moins nettement ces propriétés élémentaires qui se manifestent par la nutrition, le développement, la génération, et, au plus haut degré, par la contraction et l'innervation. « Ces propriétés élémentaires sont bien les seules qui, dynamiquement, caractérisent la substance organisée. Il n'y en a point de plus générales, et c'est en vain qu'on voudrait prétendre que la nutrition, le développement, la reproduction, la contractilité et l'innervation ne sont que les modes divers de l'irritabilité. L'*irritabilité nutritive*, l'*irritabilité formatrice* et l'*irritabilité fonctionnelle* sont des illusions au même titre que le terme générique *irritabilité*. En dehors des propriétés élémentaires de nutrition, de développement, de génération, de contractilité et d'innervation, il n'y a rien, absolument rien. Loin d'être une propriété commune, irréductible, qui domine et embrasse toutes les autres, l'irritabilité n'est qu'une conception subjective, bonne tout au plus à désigner les divers degrés de l'innervation cérébrale ou de l'innervation sensitive (1). »

Nous avons cru devoir, avant d'aborder l'étude des réactifs en histologie, montrer par ces considérations générales quels ordres d'idées interviennent dans l'étude microscopique de l'organisme, de ses éléments et de ses phénomènes cellulaires ; en indiquant ainsi ce qu'est l'histologie, quelles sont ses tendances et ses écueils, nous avons cherché à caractériser en

----

(1) Ch. Robin, *Leçons sur les humeurs*. Introduction, 2ᵉ édition. Paris, 1874.

quelques lignes ses deux écoles actuelles, en montrant que les divergences que l'on constate entre les histologistes tiennent, du moins pour les principes généraux, bien plus à des questions de doctrines physiologiques qu'à des questions de faits anatomiques. En tenant compte des tendances les plus récentes, il est permis déjà d'entrevoir un temps où ces dissidences elles-mêmes disparaîtront, où il n'y aura plus d'écoles, où il n'y aura qu'une histologie, comme il n'y a qu'une physiologie et qu'une anatomie. Déjà Virchow lui-même ne conçoit plus la cellule selon le schéma étroit de Schwann : l'enveloppe, le contenu, le noyau, ne sont plus des parties constituantes indispensables à ce proto-organisme, qui peut se réduire à une petite masse, à un *globule* plus ou moins régulier de substance organisée, de *proto-plasma* (*protoblastes* de Kœlliker). Mais ce *proto-plasma* lui-même pourrait se rencontrer à l'état de masses amorphes, à l'état diffus (Carpenter). N'est-ce pas là un pas considérable, qui rapproche la théorie cellulaire de celle des blastèmes? D'autre part, le blastème de Ch. Robin, décrit sous la forme d'épithélium nucléaire et passant à la forme d'épithélium pavimenteux, par simple segmentation de la matière amorphe interposée entre les noyaux, ne se rapproche-t-il pas de la théorie cellulaire dans laquelle la cellule est conçue comme une simple sphère de protoplasma? Toujours est-il qu'une fusion paraît devoir se faire sur ce point si controversé de l'origine et de la naissance des éléments anatomiques : Julius Arnold, étudiant les régénérations épithéliales, observe des faits qui se rapprochent considérablement de ceux décrits sous le nom de transformation des épithéliums nucléaires, tandis que, de son côté, Ch. Robin se rapproche de la théorie cellulaire dans ses récentes publications sur l'origine cellulaire des cartilages, et particulièrement sur l'origine cellulaire des éléments nerveux : « Les cellules blastodermiques ne passent pas par transformation directe et *totius substantiæ* à l'état de cellules nerveuses : c'est le noyau seul de ces cellules qui se segmente.... En raison de cette origine de chacun de ces noyaux, on peut dire, il est vrai, qu'en fait ils dérivent du vitellus, puisqu'en remontant le cours de ces segmentations, l'on arrive, pour tous les éléments du blastoderme, jusqu'à la première division en deux du noyau vitellin. Mais, fait important, ce noyau lui-même est apparu par genèse au sein du vitellus fécondé. »

2. Des réactifs isolants.

Glycérine. — On donne plus de *transparence* à l'ensemble d'une préparation en l'examinant non dans une goutte d'eau, mais dans une goutte de *glycérine*. La transparence d'une préparation et la visibilité des éléments anatomiques dans tel ou tel liquide résultent de la différence entre le pouvoir de réfraction de ces liquides et celui des parties examinées. Une expérience très-simple suffit à le démontrer : il est facile de constater qu'un fil très-fin de verre, placé dans l'eau, se distingue facilement à cause de la différence des indices de réfraction. Qu'on le mette dans du baume du Canada, possédant à peu près le même indice de réfraction que le fil de verre, celui-ci ne sera presque plus visible. Une autre expérience plus démonstrative encore consiste à placer un fil ou une paille colorée en rouge dans l'axe d'un tube qu'on remplit de verre pilé : le fil n'est pas visible, parce que la masse de fragments de verre est opaque grâce aux innombrables réflexions et réfractions que la lumière éprouve sur les surfaces de ces fragments ; mais qu'on verse dans ce tube du baume du Canada, et aussitôt le fil deviendra visible, parce que le verre et le baume ont à peu près le même indice de réfraction, et qu'ils forment alors, au point de vue optique, une masse homogène, transparente.

On répond donc au besoin de rendre différents éléments histologiques aussi visibles que possible, par l'addition de liquides doués de pouvoirs de réfraction différents. Ce que donne la glycérine, on l'obtient également avec une forte solution de sucre, de gomme, de blanc d'œuf, et avec des substances dont nous parlerons à propos de la conservation des préparations histologiques, avec le baume du Canada, l'huile essentielle d'anis, la glycérine gélatinée. Il nous suffira de dire que, tandis que l'indice de réfraction de l'eau est de 1,336, celui de la glycérine est de 1,475 ; celui du baume du Canada, de 1,532, etc.

Mais la transparence, ainsi obtenue par un heureux contraste des milieux réfringents, est due aussi en partie à une action chimique, car elle augmente du jour au lendemain à mesure que la préparation s'imbibe du liquide où elle plonge, et cette augmentation de transparence, dont on a à se louer dans les premiers jours, devient à la longue si considérable que toute la préparation pâlit et se trouve finalement impropre à l'étude, si elle est conservée trop longtemps. Il faut donc distinguer, dans l'action de ces liquides, le phénomène physique du phénomène chimique, qui peut avoir à la longue de sérieux inconvénients. Quoi qu'il en soit, la *glycérine* est devenue l'un des réactifs les plus indispensables : c'est dans ce milieu qu'il faut examiner les coupes faites sur les tissus durcis dans l'acide chromique, dans l'acide osmique, etc. ; mais il ne faut jamais y examiner des tissus frais, car elle altère profondément tous les éléments anatomiques qu'on y plonge avant de les avoir fixés dans leur forme par l'action des réactifs coagulants.

Acides et alcalis. — Les réactifs *isolants* proprement dits ont une action chimique bien plus rapide et plus énergique. Le plus important et le plus usité est l'*acide acétique :* son action spéciale est de gonfler et de faire disparaître les fibres connectives ou lamineuses, et comme il

est peu de tissus où ces fibres ne soient en certaine abondance et ne voilent les autres éléments, il est peu de préparations dans lesquelles
on ne fasse usage de l'acide acétique. Il sert
particulièrement à la recherche des fibres élastiques et des éléments cellulaires du *tissu connectif et de ses dérivés*; il fait apparaître très-
nettement les noyaux des éléments cellulaires
et des fibres cellules (muscles lisses) et constitue sous ce rapport un des plus précieux agents
pour révéler dans un tissu la présence de muscles lisses, puisque la forme des noyaux de ces
fibres musculaires est tout à fait caractéristique. Pour avoir toujours sous la main ce
réactif et en faciliter l'emploi, on peut le placer dans un flacon dont on perce le bouchon
pour y enfoncer un petit tube effilé ; quand on
veut quelques gouttes d'acide, il suffit de ren-
verser le flacon ; les gouttes sortent par le tube
et le liquide est toujours pur (Morel). Ce procédé est plus avantageux que l'usage de flacons à long bouchon de verre plongeant dans le
liquide, comme on les emploie pour les autres
réactifs d'un usage moins fréquent.

L'acide acétique pur (cristallisable) est encore
employé comme réactif particulier dans certaines

recherches sur la matière colorante du sang (1).

A côté de l'acide acétique dilué, il faut citer l'*ammoniaque liquide* et la *potasse caustique;* mais ces réactifs ont une action plus générale et plus énergique : ils gonflent et détruisent la plupart des éléments anatomiques, ne respectant que les fibres élastiques et les cellules cornées. Aussi se sert-on de la potasse (solution de 35 p. 100) pour isoler les cellules de la substance cornée des ongles.

Des acides énergiques (acide chlorhydrique, sulfurique, azotique) sont également employés, soit en solutions faibles, et alors ils agissent à peu près comme l'acide acétique, soit en solutions plus ou moins concentrées, et alors ils agissent comme la potasse et la soude pour séparer les éléments de certains tissus qui résistent à la dissociation mécanique. Nous avons dit précédemment comment on emploie l'acide azotique ou l'acide chlorhydrique pour décalcifier les os (pag. 164).

Les autres circonstances dans lesquelles on emploie ces acides se rapportent à l'étude particulière d'un certain nombre de tissus, et nous

(1) Voyez le *Microscope dans ses applications à la clinique,* par Duval et Lereboullet. 2ᵉ édition, 1877.

ne pouvons ici citer tous les réactifs isolants qui ne sont appliqués que dans des cas spéciaux. Qu'il nous suffise de rappeler que l'*acide azotique*, dilué dans quatre fois son volume d'eau, est un précieux moyen d'isolement des fibres musculaires lisses ; l'*acide chlorhydrique* a été employé dans le même but à un état moins dilué ; il a servi à isoler les tubes rénaux et a permis ainsi à Schweigger-Seidel de démontrer les connexions des tubes à anse de Henle avec les tubes de Ferrein et de Bellini. Une partie d'acide chlorhydrique pour 1,000 parties d'eau constitue le meilleur réactif pour dévoiler la terminaison des nerfs dans les muscles (*plaques musculaires* de Rouget), après une macération de vingt-quatre heures. Les mélanges *nitro-chlorhydriques* sont également recommandés pour la recherche des fibres musculaires. L'*acide sulfurique* permet d'isoler les éléments cornés, tels que les cellules des ongles et des poils, isolement qui s'opère plus rapidement en chauffant légèrement la préparation. L'*acide picrique*, dont nous avons déjà parlé comme durcissant, a été également recommandé par Rouget pour l'étude des corpuscules tactiles, etc.

3. Réactifs colorants.

Iode. — L'un des premiers réactifs de ce genre est l'*iode*, dont tout le monde connaît la propriété de colorer en bleu l'amidon; aussi a-t-il a été employé pour reconnaître les grains de fécule sous le microscope. Mais il n'est pas moins utile en histologie animale : sa solution aqueuse sert à déceler les corps amyloïdes du tissu nerveux et la dégénérescence amyloïde qui a plus particulièrement pour siége les capillaires et les petites artères. La matière amyloïde prend, sous l'influence de l'iode, une coloration rougeâtre ou jaune rougeâtre, coloration qui, si l'on ajoute avec précaution une petite quantité d'acide sulfurique, passe au bleuâtre ou violet sale. Le chlorure de zinc iodé donne à la matière amyloïde une coloration rouge très-foncée et qui se produit très-facilement (Hayem).

La teinture d'iode est encore utile pour faire ressortir parfois les noyaux de certaines cellules, noyaux qui resteraient sans cela à peine visibles ; ainsi ce réactif met nettement en évidence les cellules du cartilage frais au milieu de la substance hyaline où elles sont plongées. — Pour l'étude de l'embryon du poulet aux premiers jours de son développement, l'iode sert à bien définir les contours des organes en voie de formation, et, comme l'a montré Dareste, c'est surtout à l'aide de ce réactif que l'on parvient le plus nettement à apercevoir les premiers vestiges du cœur.

Mais l'iode ne colore que passagèrement les tissus : au contraire, les autres réactifs, dont il nous reste à parler, donnent aux éléments anatomiques une coloration permanente, et permettent ainsi de conserver indéfiniment des préparations propres à l'étude et à la démonstration : ces réactifs sont le *carmin*, les *couleurs d'aniline*, l'*hématoxyline*, le *nitrate d'argent*, le *chlorure d'or*, le *chlorure de palladium*, etc.

Carmin. — Le *carmin* est précieux pour colorer les éléments cellulaires, dont il rend en général les noyaux très-visibles : il est surtout utile pour l'étude du système nerveux, car il colore aussi le cylindre-axe, qui se distingue alors facilement comme un point central sur les coupes des tubes nerveux. On le conserve à l'état de solution ammoniacale (Gerlach), dissolution dont on a soin de laisser évaporer l'excès d'ammoniaque, car moins la teinture renferme d'ammoniaque, et plus facilement elle cède sa matière colorante

aux éléments anatomiques. Il suffit à cet effet
de laisser débouchés les flacons qui contiennent
la solution ammoniacale de carmin, mais,
comme dans ce cas il se produit un précipité
plus ou moins épais de la matière colorante,
il faudra avoir soin de filtrer la liqueur au bout
d'un certain temps.

Quand on veut l'employer, on en verse quelques gouttes dans un verre de montre rempli
d'eau, et c'est dans cette solution très-peu colorée que l'on fait macérer douze à vingt-quatre
heures les coupes des tissus frais ou durcis. On
lave ensuite ces préparations dans de l'eau
légèrement acidulée par l'acide acétique, de
telle sorte que la matière colorante ne reste
plus fixée que sur certains éléments spéciaux,
sur les cellules et sur les cylindres d'axe par
exemple. On peut poser en principe : 1° que,
dans un tissu, l'élément le plus vivant, l'élément cellulaire, est celui qui se colore le plus;
2° que, dans les cellules, ce sont les parties les
plus actives qui conservent l'affinité la plus
grande pour la teinture (Grancher). Fromman
avait déjà remarqué que le carmin colore plus
ou moins les moelles atteintes de sclérose, selon
l'âge de la sclérose.

Si la pièce a été durcie dans l'acide chromique ou l'acide picrique, la coloration générale en jaune plus ou moins foncé due à ces réactifs, forme, avec la coloration rouge du carmin, des contrastes précieux pour rendre plus nette la distinction des éléments. C'est ainsi que Ranvier a combiné le carmin et l'acide picrique sous le nom de *picrocarminate d'ammoniaque*. On se contentait d'abord de mêler une solution de carmin à une solution concentrée d'acide picrique jusqu'à teinte jus de groseille : aujourd'hui on n'emploie pas directement ce mélange, mais on obtient, par évaporation, une poudre cristalline ou amorphe de picro-carminate solide, dont on se sert ensuite en solution au centième. Ce réactif colorant est précieux pour l'étude des nerfs, des centres nerveux ; il nous a donné d'excellents résultats pour les ganglions nerveux.

On peut dire d'une manière générale que les éléments anatomiques vivants n'absorbent pas le carmin, et que le fait de coloration par ce réactif est un indice de l'état cadavérique des éléments qui le fixent; mais si cette formule générale traduit bien ce qui se passe sur la lame porte-objet, pendant les quelques instants où des cellules vivantes (globules blancs du sang, spermatozoïdes, etc), sont mises en contact avec du carmin, il n'en est plus absolument de même lorsqu'on parvient à faire pénétrer cette matière colorante dans l'organisme, et à l'y faire séjourner un temps notable. Si on injecte dans les sacs lymphatiques d'une grenouille du carmin broyé très-fin en suspension dans l'eau, on peut observer au bout d'un certain temps que les tendons et différentes autres parties fibreuses de l'organisme sont colorées en rose. Cette couleur s'étend à la fois aux fibres et aux cellules du tissu, comme on peut s'en rendre compte, dit Pouchet, par une préparation élégante : on porte sous le microscope un mince tendon ; il paraît uniformément coloré. On fait agir sur lui l'acide acétique. Celui-ci a la propriété de gonfler les fibres : elles pàlissent en conséquence, puisque pour une même quantité de matière colorante elles occupent un plus grand espace, tandis que les cellules, ne subissant pas la même augmentation de volume, gardent leur coloration primitive et paraissent dès lors plus foncées que le reste du tissu (voy. Pouchet et Legoff, *Soc. de biologie*, décembre 1875) (1).

(1) Voy. aussi Pouchet et F. Tourneux, *Précis d'histologie humaine et d'histogénie*, pp.. 34 et 35

Hématoxyline. — L'hématoxyline (matière colorante du bois de campêche) donne de belles colorations d'un violet rouge. Pour l'employer, il faut en faire une solution concentrée dans l'alcool, puis mêler 1 gramme de cette solution à environ 800 grammes d'eau contenant 1 gramme d'alun : on obtient ainsi un liquide bleu-violet qui colore en quelques minutes les noyaux des éléments anatomiques.

Le campêche, en solution faible, combiné à l'acide picrique, a été employé pour colorer les coupes minces d'artères préalablement desséchées : les fibres-cellules, avec leurs noyaux, se colorent alors en violet; le tissu lamineux, en brun-rouge; les fibres élastiques, en jaune-paille.

Teinture de Tournesol. — G. Pouchet a indiqué l'usage de la teinture de tournesol « pour l'étude des nerfs périphériques à l'état frais. Au bout de un à deux jours d'imbibition, les noyaux de la gaîne de Schwann et du périnèvre sont colorés en bleu intense. Si l'on vient à faire agir ensuite une solution acide, les noyaux, de bleus qu'ils étaient, deviennent rouges. »

Purpurine. — Ranvier a fait connaître l'usage de la purpurine, matière colorante extraite de la garance. Cette substance est soluble dans une solution bouillante d'alun, d'où elle se précipite, au moins en grande partie, quand la solution est revenue à la température ambiante; mais si l'on ajoute une certaine proportion d'alcool à la solution chaude d'alun et de purpurine, cette dernière ne se précipite plus par le refroidissement. Voici donc comment on prépare la solution de purpurine propre à colorer certains éléments anatomiques. Une solution d'alun dans l'eau distillée à 1 pour 200 est portée à l'ébullition dans une capsule de porcelaine; on y ajoute une petite quantité de purpurine solide broyée avec un peu d'eau distillée. La dissolution s'opère en quelques minutes. Il doit rester un excès de purpurine non dissoute, ce qui indique que la solution est concentrée. On filtre à chaud, en recueillant le liquide dans un flacon où l'on a mis de l'alcool à 36°. L'alcool doit être en quantité telle, qu'il forme le quart en volume du mélange total. La liqueur que l'on obtient ainsi est d'un beau rouge orangé à la lumière transmise. Mais elle ne se conserve pas bien, et déjà au bout de cinq ou six semaines elle a perdu une grande partie de son pouvoir colorant; c'est pourquoi il faut employer de préférence une solution fraîche.

Cette solution donne d'heureux résultats pour l'étude du tissu conjonctif, dont elle colore les noyaux à l'exclusion de tous les autres éléments ; mais ses applications les plus intéressantes sont celles qu'on en peut faire à l'étude des coupes du système nerveux (notamment moelle épinière). A cet effet les pièces doivent être durcies par une macération dans le bichromate d'ammoniaque à 2 pour 1,000 (tous les autres procédés de durcissement donnent des pièces inférieures au point de vue de la coloration) ; les coupes minces sont placées dans la solution de purpurine pendant quarante-huit heures ; montées alors dans la térébenthine du Canada, elles offrent les particularités suivantes : les cellules nerveuses, leurs noyaux et leurs prolongements sont incolores, ainsi que les cylindres-axes et les fibres du tissu conjonctif ; mais les noyaux des cellules épithéliales du canal central, les noyaux du tissu conjonctif et les noyaux des capillaires présentent une coloration rouge franche qui les fait reconnaître d'emblée.

Ainsi cette méthode de coloration, bien qu'elle soit un peu délicate et qu'elle exige le durcissement préalable dans le bichromate d'ammoniaque, paraît appelée à rendre de réels services à la physiologie et à la pathologie, en ce sens qu'elle pourra servir à déterminer si un élément cellulaire est de nature nerveuse ou non.

Éosine.—Fischer en Allemagne, puis J. Renaut en France, ont employé l'éosine pour colorer les éléments protoplasmatiques : l'*éosine soluble*, qu'on trouve dans le commerce, est un sel de potasse d'une phtaléine bromée (la *primerose* du commerce); on l'emploie en dissolution dans l'eau ou dans l'alcool (1 sur 200) : cette dissolution colore au bout d'une minute le protoplasma de la plupart des tissus en rouge vif; elle colore également les fibres élastiques.

Les préparations colorées par l'éosine doivent être conservées dans de la glycérine neutre, ou mieux encore salée (Nacl.); comme l'éosine diffuse facilement dans la glycérine, il faut de plus que ce milieu conservateur soit préalablement saturé d'éosine; les préparations se conservent alors sans subir de décoloration.

Couleurs dérivées de l'aniline.—Les couleurs d'aniline trouvent tous les jours de nouvelles applications en histologie; nous avons pour notre part employé quelques unes de ces couleurs e nous en avons retiré de grands avantages. Nous ne parlerons ici que des dérivés les plus usuels.

Fuchsine. — La fuchsine (chlorhydrate de ro-
saniline) est de toutes les couleurs d'aniline celle
que nous recommanderons le moins : au point
de vue de quelques recherches particulières elle
mérite cependant de nous arrêter. Elle colore
instantanément tous les tissus animaux, mais
par le lavage, surtout dans l'eau acidulée d'a-
cide acétique, la coloration disparaît et ne persiste que sur les fibres élastiques, qui sont alors
admirablement dessinées : elle a servi à étudier
les cils vibratiles et, en général, les épithéliums.

Bleu d'aniline. — Pour le bleu, comme pour
presque toutes les couleurs d'aniline, on trouve
dans le commerce deux variétés, l'une soluble
dans l'eau, l'autre soluble seulement dans l'alcool.

Le bleu d'aniline insoluble dans l'eau et soluble dans l'alcool a été recommandé (Ranvier)
pour les préparations du tissu osseux. Un os sec,
bien macéré (c'est-à-dire débarrassé complète-
ment des matières grasses), est divisé en coupes
minces (par la scie et le frottement à la pierre
ponce); ces coupes sont plongées dans une solution alcoolique concentrée à chaud de bleu d'a-
niline; retirées au bout de deux heures, elles sont
montées dans un mélange de glycérine et d'eau sa-

lée (la présence du sel marin diminue la solubi-
lité des couleurs d'aniline). Les coupes ainsi préparées sont très-favorables pour l'étude des corpuscules osseux, dont on voit alors les canalicules
s'ouvrir dans la cavité des canaux de Havers.

Nous avons nous-même obtenu, avec le bleu
d'aniline soluble dans l'alcool, des résultats dont
nous ne saurions assez nous louer; le procédé
que nous allons indiquer peut être employé
pour tous les tissus, mais c'est surtout pour les
coupes de l'axe cérébro-spinal que nous avons
eu occasion d'en constater les avantages. Voici
comment nous procédons : la coupe est d'abord
colorée au carmin selon le procédé ordinaire;
elle doit ensuite (devant être montée dans la
térébenthine du Canada), afin d'être déshydra-
tée, subir l'action successive de l'alcool à 36° et
puis de l'alcool absolu. C'est après l'action de
ce dernier qu'elle est plongée pendant quelques
minutes (de cinq à vingt minutes) dans une
solution alcoolique de bleu d'aniline. Au sortir
de ce bain, les coupes sont placées dans la térébenthine pour être montées selon le procédé
ordinaire (résine dammar ou térébenthine dite
baume du Canada). En un mot, le procédé classique n'est modifié qu'en ce que, entre le bain

d'alcool absolu et le bain d'essence de térébenthine, se trouve interposée une immersion dans
une dissolution alcoolique de bleu d'aniline.
Les pièces ainsi obtenues présentent une
belle couleur violette, que l'on croirait tout
d'abord trop sombre, et qui cependant offre une
extrême transparence à l'examen microscopique. Cette coloration donne à l'œil une impression plus nette des contours des éléments anatomiques (cellules nerveuses et cylindres d'axe).
Nous dirions volontiers qu'il y a entre une préparation colorée simplement au carmin et une
préparation colorée en violet (par la combinaison du carmin et du bleu), la même différence
qu'entre une eau-forte bien nette et une litho-
graphie vaguement accusée. Mais les principaux
avantages de ce mode de coloration nous paraissent résulter de la manière inégale dont les éléments du violet se fixent sur les divers éléments
des tissus. Si la pièce a pris une coloration générale (à l'œil nu) d'un violet franc, c'est-à-dire
si elle n'est pas restée plus de dix à douze minutes dans une faible solution d'aniline (10 gouttes
de solution saturée, dans 10 grammes d'alcool
absolu), on remarque les particularités suivantes : les cellules nerveuses et les cylindres d'axe

sont d'un violet virant sur le rouge ; les vaisseaux sont d'un violet virant sur le bleu, et cette coloration des vaisseaux est si nette et si tranchée, que l'on croirait au premier abord examiner un tissu injecté, tant les moindres capillaires sont visibles et distincts ; enfin les enveloppes (pie-mère) de la moelle ainsi que tous les prolongements du tissu lamineux qui, sous forme de cloisons, partent de la pie-mère et pénètrent dans les centres nerveux, toutes ces parties se colorent en bleu presque pur, de sorte qu'il est très-facile de les distinguer des parties nerveuses proprement dites.

Employant le violet de méthylaniline, Cornil a observé que les tissus organiques imprégnés de cette couleur en dissocient les éléments en rouge et en bleu, chacune de ces dernières couleurs se fixant sur certains éléments en particulier. Les résultats les plus remarquables sont relatifs à l'histologie pathologique, car ils sont obtenus avec les tissus en dégénérescence amyloïde : les parties amyloïdes sont colorées en violet-rouge, tandis que les parties normales le sont en bleu-violet. Par ce moyen d'étude, Cornil a pu déterminer que la dégénérescence amyloïde commence, dans le rein comme dans le foie, par les petits vaisseaux, dont l'endothélium reste sain, tandis que la membrane interne est atteinte tout d'abord, puis les muscles lisses de la tunique moyenne.

4. Imprégnations au nitrate d'argent.

Le nitrate d'argent, en solutions faibles et bien pures, est spécialement employé pour recéler la forme des cellules épithéliales plates dites endothéliales (séreuses, tunique interne des artères, etc.), dont il colore et dessine les contours. Ce sont His et Recklinghausen qui, les premiers, on montré le parti que l'on peut tirer de l'emploi du nitrate d'argent, devenu aujourd'hui classique. Cependant l'usage de ce réactif est assez délicat, et une certaine habitude permet seule d'en être parfaitement maître. Voici le principe de l'emploi du nitrate d'argent.

Quand on plonge une surface garnie d'endothélium (par exemple, la surface interne d'un vaisseau sanguin) dans une solution de nitrate d'argent à 3 p. 100 et qu'on l'en retire au bout de quelques minutes, alors que toute la préparation a pris une teinte légèrement opaline, si on l'expose ensuite à la lumière, après l'avoir lavée à l'eau pure, l'argent réduit dessine en noir le contour exact des cellules primitivement invisibles. On n'est pas encore d'accord, du reste, pour expliquer cet effet : pour les uns, le métal est fixé par un ciment intercellulaire ; pour les autres, le nitrate d'argent agit sur la cellule même, sur toute sa périphérie, et la ligne noire qui dessine les cellules est due à l'obscurcissement et à la coloration des parois contiguës qui sont vues de champ (Legros).

Quoi qu'il en soit, pour obtenir de bons résultats, il faut avoir recours aux précautions suivantes : 1° agir sur une surface nettoyée par un filet d'eau distillée (ce procédé s'applique en général à des membranes telles que le péritoine, sur lequel on fait couler, après l'avoir tendu, quelques gouttes d'eau distillée, ou à des vaisseaux dans lesquels on peut injecter préalablement de l'eau distillée) ; 2° employer des solutions faibles de nitrate d'argent (1, 2, et au maximum 3 p. 100) ; 3° laver à l'eau distillée dès que les contours des cellules commencent à se dessiner, car, par la suite, ces contours deviendront plus accentués. Il faut même ajouter que ces préparations noircissent tellement à la longue, et même dans l'obscurité, qu'il est bon de leur appliquer le procédé dont se servent les photographes pour fixer leurs épreuves : dès que les éléments ont acquis la coloration voulue, on plonge pendant quelques instants la pièce dans une solution d'hyposulfite de soude (à 2 p. 100 d'eau) et on lave à l'eau distillée. La préparation est, dès lors, inaltérable.

Tourneux et Hermann, dans leurs *recherches sur les épithéliums plats*, ont constaté qu'il est possible d'utiliser la lumière artificielle du gaz pour les imprégnations au nitrate d'argent faites par un temps couvert : en se servant d'une lumière photogénique, comme celle du magnésium, on arriverait par ce procédé à des résultats très-satisfaisants.

Alferow, au lieu de se servir, comme on le fait ordinairement, de solutions de nitrate d'argent, a eu l'idée d'employer des sels d'argent solubles à acide organique. Les préparations ainsi obtenues, sont, dit-il, plus démonstratives. Les sels employés ont été le picrate, le lactate, l'acétate et le citrate ; ils l'ont été en solution de 1 de sel pour 800 d'eau distillée ; de plus, ayant remarqué que les solutions contenant un léger excès d'acide donnaient des imprégnations plus pures, Alferow a donné pour règle d'ajouter aux solutions sus-indiquées de 10 à 15 gouttes d'une solution concentrée de l'acide du sel dans 800 centimètres cubes de la solution d'argent. Le rôle de l'acide peut s'expliquer facilement : le sel d'argent agit non-seulement sur les albuminates (le ciment qui réunit les cellules endothéliales serait un albuminate fluide qui se coagule par l'action des sels d'argent), mais encore sur les autres subtances qui se trouvent dans les tissus, les chlorures, les carbonates, etc., d'où autant d'espèces différentes de granulations qui, disposées sans ordre, viennent salir la préparation : or, par suite de la présence d'acide libre, la plupart de ces combinaisons se décomposent et reconstituent le sel d'argent, de telle sorte que, de toutes les précipitations, il ne persiste que l'albuminate et le chlorure d'argent, combinaisons plus résistantes.

5. Sels d'or, acide osmique, etc.

Le *chlorure d'or*, le *chlorure double d'or et de potassium* sont employés en solution de 1/4 à 1/2 pour 100. On y plonge la préparation jusqu'à ce qu'elle prenne une teinte jaune-paille, ce qui, d'ordinaire, a lieu au bout de quinze à vingt minutes, parfois seulement au bout d'une heure. On retire alors la préparation, on la lave et on la place dans de l'eau acidulée par l'acide acétique. Là elle passe successivement du jaune au gris, puis au violet et enfin au rouge. C'est, d'après Conheim, dans cet état qu'il faut examiner les éléments cellulaires du tissu conjonctif, et ce mode de préparation est, en effet, excellent pour étudier les éléments de la cornée, tant à l'état normal qu'à l'état pathologique. Mais cette coloration violette ou rouge n'est généralement atteinte que le deuxième ou troisième jour; pour hâter la réduction à laquelle elle est due, Hénocque a conseillé de chauffer légèrement le liquide (l'eau aiguisée d'acide acétique). C'est par ce procédé qu'il a étudié la terminaison des nerfs dans les muscles lisses.

Le *chlorure de palladium* a été employé pour l'étude des muscles lisses. Nous ne saurions insister ici sur ce réactif et sur quelques autres dont l'usage est trop peu général. Indiquons cependant que Ranvier a fait usage de l'acide oxalique pour faire apparaître, avec l'aide du carmin, les noyaux dans les tissus imprégnés d'abord par le nitrate d'argent; que la plupart des réactifs que nous avons étudiés, au point de vue du durcissement des tissus, sont aussi précieux pour colorer certains éléments cellulaires; qu'à ce double titre, on a parfois recommandé le perchlorure de fer, etc.

Nous ne nous arrêterons plus que sur l'acide *osmique* ou *hyperosmique*. Cet agent porte essentiellement son action sur les corps gras qu'il colore en noir très-intense; aussi, outre son action sur les cellules nerveuses auxquelles il donne une apparence fibrillaire, son application principale porte sur les tubes nerveux à moelle qu'il colore en noir : on peut, grâce à cette coloration, découvrir et poursuivre les tubes nerveux dans les divers tissus jusque très-près de leurs terminaisons. On se sert de solutions de 1/5 à 1/10 pour 100.

Décoloration des tissus. — On peut aussi avoir besoin de décolorer des pièces et des coupes qui auraient acquis une couleur trop foncée par une longue macération dans les réactifs durcissants. Luys s'est particulièrement appliqué à décolorer les coupes de tissu cérébral colorées par l'acide chromique. Dans ce but, il faisait successivement agir sur elles une solution concentrée de soude caustique, puis une solution d'acide chlorhydrique (2/3), et enfin il procédait à un lavage à l'eau simple. A moins qu'il ne s'agisse de coupes trop épaisses, on ne voit pas la nécessité de décolorer les tissus durcis dans l'acide chromique : des coupes minces sont destinées soit à être colorées par le carmin, soit à être montées sans coloration : dans le premier cas, enlever la teinte jaune produite par la macération dans l'acide ou les sels chromiques est chose inutile ; dans le second cas, chose fâcheuse, parce qu'alors la pièce devient trop transparente et ne permet plus, par exemple pour l'étude du système nerveux, de prendre, avec un faible grossissement, une vue d'ensemble de la distribution des substances grises et blanches.

Pour décolorer des tumeurs mélaniques ou des tissus, tels que la choroïde, dans lesquels l'abondance de pigment noir rend l'observation très-difficile, G. Pouchet nous a indiqué un procédé très-efficace et en même temps très-simple : il a recours à la macération dans de la glycérine à laquelle il a mêlé quelques gouttes (5 à 6 gouttes dans un verre de montre plein de glycérine) d'eau oxygénée. L'eau oxygénée qu'il employait parfois est très-simple à se procurer ; elle n'est autre que ce liquide connu sous le nom d'*auréoline de Robari*, que l'on trouve chez tous les marchands de cosmétique et qui est, en effet, employée pour faire passer les cheveux noirs à cette teinte rousse recherchée par les caprices de la mode : l'eau oxygénée détruit en effet la matière colorante des cheveux, de même que celle du test de certains insectes ayant une couleur foncée, comme les dytiques, les hydrophiles, etc. (Pouchet).

CHAPITRE IV

CONSERVATION DES PRÉPARATIONS HISTOLOGIQUES.

1. Disposition entre lame et lamelle.

Quand la coupe histologique a subi les réactions nécessaires à son étude, quand elle a été placée sur la lame porte-objet dans une goutte d'eau, ou de glycérine, ou d'eau sucrée, on la recouvre, pour procéder à son examen, d'une mince lamelle de verre dite *couvre-objet*. Ce sont des lames carrées ou circulaires, que l'on prend aussi régulières et aussi minces que possible : elles ont en moyenne une épaisseur de deux dixièmes de millimètre ; il est bon d'en avoir de plus épaisses, pour les cas où une préparation, qui doit être examinée avec un faible grossissement, a besoin d'être comprimée, et de très-minces pour l'emploi des forts grossissements, surtout quand on se sert des objectifs de Verick :

en effet, plus le pouvoir amplifiant est considérable, plus est courte la distance focale, et par suite plus doivent être minces ces lamelles interposées entre l'objectif et l'objet examiné (voy. ci-dessus, p. 84, les conditions particulières de l'examen avec les *objectifs à immersion et correction*). On applique cette lamelle par l'un de ses bords sur la lame couvre-objet; et on la laisse peu à peu tomber sur la préparation, afin de chasser, par l'extrémité qui arrive la dernière au contact, l'excès de liquide et les bulles d'air qui sont si désagréables dans une préparation soignée. Ces petites manœuvres sont plus délicates qu'on ne pourrait le croire *à priori*, mais les difficultés qu'elles présentent seront bientôt vaincues par un peu d'exercice et d'habitude, et chacun se crée à cet égard des procédés plus pratiques que tout ce que nous pourrions indiquer ici théoriquement.

Si l'on examine des éléments très-délicats, il est bon d'en éviter la compression et l'écrasement par la lamelle en interposant de chaque côté de la préparation deux petits débris de papier, dont l'épaisseur suffira pour empêcher un contact trop immédiat entre la lame porte-objet et la lamelle couvre-objet. On peut aussi se servir de *cellules artificielles*, destinées à limiter sur la lame porte-objet le pourtour d'une cavité que la lamelle mince achève de clore. Ces *cellules artificielles* peuvent être constituées par un petit cadre mobile en verre, en caoutchouc, en gutta-percha, etc., etc. : on trouve ces cellules toutes faites chez les opticiens et les préparateurs d'objets microscopiques. Mais le plus simple est de fabriquer d'avance, ou au moment même du besoin, des cellules fixes, en déposant avec un pinceau, sur la lame porte-objet, un petit cercle ou un petit carré de l'une quelconque des substances que nous allons indiquer bientôt comme ciments pour sceller les préparations. Pour obtenir ces cellules parfaitement circulaires, on se sert d'un *plateau tournant*, composé d'un disque qui se meut sur un pivot : la lame porte-objet est fixée sur ce disque et on applique le pinceau sur la lame à une distance plus ou moins grande du centre de rotation, selon le diamètre que l'on veut donner à la cellule (1).

Il peut se faire qu'au contraire une préparation ait à gagner à subir une légère compression : on peut ainsi faire subir à certains élé-

____

(1) Voy. Catalogue de Nachet, 1872, n° 70.

ments un écrasement qui en rendra la structure plus évidente. Nous ne nous arrêterons pas sur le détail de ces manœuvres, dont l'indication est facile à remplir; disons seulement qu'afin d'obtenir une compression parfaitement uniforme, et de pouvoir examiner la préparation à mesure que la compression se produit, on a imaginé des *compresseurs* que l'on fait manœuvrer au moyen d'une vis. On trouve dans le *Traité du Microscope* de Ch. Robin et au n° 57 du Catalogue de Nachet, les détails de construction de cet instrument qui est moins employé en histologie proprement dite que pour l'étude des êtres microscopiques ou des organes embryonnaires.

2. Lutage des préparations.

Quand la préparation a été convenablement disposée entre les deux lames de verre, et après un examen plus ou moins prolongé, c'est souvent alors seulement que l'on fait agir un certain nombre des réactifs que nous avons précédemment passés en revue; c'est surtout alors que l'on fait usage de l'acide acétique : une goutte de ce réactif plus ou moins dilué est placée sur le bord de la lamelle couvre-objet; elle se diffuse peu à peu dans toute l'étendue de la préparation, et l'on peut étudier son action successive sur les divers éléments ; c'est ainsi que l'on voit les fibres connectives se gonfler, puis disparaître presque complétement, tandis que les fibres élastiques deviennent de plus en plus apparentes : c'est ainsi que l'on voit apparaître des noyaux dans les globules blancs, etc. Il en est ainsi de plusieurs autres réactions que l'on a tout avantage à pratiquer sous le microscope lui-même tandis que la préparation est soumise à l'étude.

Quand une préparation est satisfaisante, quand elle présente des particularités que l'on a intérêt à revoir au bout d'un certain temps, il faut la mettre dans des conditions de conservation ; si cette conservation doit être de peu de durée, de vingt-quatre à quarante-huit heures par exemple, il suffit de déposer tout autour de la lamelle couvre-objet une couche de solution de gomme qui soude les deux lames et s'oppose à l'évaporation du liquide interposé entre elles. Cette solution de gomme doit être légèrement sucrée : elle donne alors, après dessiccation, un enduit plus élastique et moins sujet à se fendiller. Ce procédé de soudure temporaire permet de plus un nettoyage facile des lames et lamelles lorsque les préparations ont fait leur usage. On peut encore se servir de *paraffine :* on chauffe une petite tige de fer, la lame d'un scalpel par exemple, dans la flamme d'une lampe à alcool ; on la plonge dans la paraffine, et on l'en retire tenant en suspension une goutte de cette substance fondue ; on fait tomber cette goutte sur le bord de la préparation, et, en renouvelant plusieurs fois cette manœuvre, on a bien vite entouré la préparation (la lamelle couvre-objet) d'un cercle protecteur de paraffine. — Une conservation de plus longue durée demande des précautions plus compliquées : il faut un liquide conservateur et un mastic.

A. Le *liquide conservateur* peut être celui-là même qui a servi à l'examen de la préparation, lorsque celle-ci a été placée dans l'eau sucrée ou la glycérine ; en général, on se trouve bien d'un mélange de glycérine et d'eau sucrée ; on évite ainsi la cristallisation du sucre, en même temps que la trop grande transparence donnée à la longue aux préparations par l'usage de la glycérine pure. De plus, la présence de la glycérine prévient la dessiccation de la préparation au cas où le mastic employé viendrait à se fendiller et à permettre l'évaporation du liquide.

En somme, la glycérine est la base de tous les liquides conservateurs : mêlée à différentes proportions de chlorure de sodium et de sublimé, elle constitue les liquides de Pacini si renommés pour conserver les éléments les plus délicats, les globules du sang, les cellules cancéreuses, glandulaires, etc. ; on y ajoute aussi de l'alun, de l'acide chromique, du carbonate de potasse en solutions très-faibles, etc. Nous ne parlerons pas de la solution de chlorure de chaux, liqueur conservatrice très-appréciée des botanistes, mais qui ne donne que de mauvais résultats pour les tissus animaux.

Si une préparation, faite simplement dans une goutte d'eau, ou d'un liquide dit indifférent (p. 153), paraît mériter d'être conservée, et que les éléments anatomiques qu'elle renferme soient assez bien *fixés* (p. 160) pour ne pas s'altérer par le contact de la glycérine, il est inutile de déplacer la lamelle couvre-objet, et de s'exposer ainsi à déranger la préparation, pour déposer sur elle une goutte de glycérine : il suffit de déposer cette goutte contre l'un des bords de la lamelle couvre-objet; la glycérine pénètre par capillarité entre les deux lames de verre, tandis que l'eau s'évapore du côté opposé : on

peut hâter le départ de l'eau ou de tout autre
liquide à éliminer, en plaçant un petit morceau
de papier filtre contre la lamelle, au bord opposé à celui où on a déposé la goutte de glycérine : ce papier, attirant l'eau par imbibition,
favorise l'arrivée de la glycérine.

B. La question des *ciments* à employer pour
sceller les préparations a été très-étudiée, et
l'importance attachée à ces moyens de conservation se conçoit facilement lorsque l'on se rend
compte de l'intérêt qu'il y a à disposer de séries de préparations sur un sujet donné, séries
dont les éléments ne peuvent parfois se rencontrer qu'à des époques plus ou moins éloignées
les unes des autres. C'est ainsi que l'évolution
des poils, des dents, et en général toutes les
études de développement ne peuvent être entre-
prises que grâce à des collections laborieuse-
ment acquises et soigneusement conservées.
Enfin la conservation n'est pas seulement indispensable pour les pièces que l'on aura à
comparer les unes aux autres : elle est encore
infiniment utile pour une préparation iso-
lée, qu'elle contribue à faire mieux connaître :
tel élement, telle particularité de structure
peu visible à un moment donné, deviendra

très-facile à distinguer lorsqu'un certain temps de conservation aura fait acquérir à la préparation un plus grand degré de transparence. A ce point de vue, la conservation est parfois aussi utile que l'usage des réactifs. Aussi chaque préparateur s'est-il attaché à chercher un ciment qui mette parfaitement à l'abri du contact de l'air et prévienne l'évaporation du liquide conservateur, lorsque la glycérine n'entre pas dans ce dernier en proportions suffisantes pour prévenir la dessiccation. Ch. Robin (1) et Frey (2) ont donné l'énumération et la composition des divers ciments dont on a proposé l'usage ; nous ne parlerons ici que de deux d'entre eux, les plus faciles à se procurer et les plus maniables, le bitume de Judée et la cire à cacheter.

Le *bitume de Judée* est employé dissous dans la benzine, le sulfure de carbone, ou la térébenthine : les deux premiers liquides donnent un mastic qui se sèche rapidement, mais qui est très-sujet à se fendiller. La dissolution dans la térébenthine ne présente pas ce dernier inconvénient, mais il faut deux ou trois jours pour

(1) Robin, *Traité du Microscope.* 2e édition. Paris, 1877.
(2) *Le Microscope.*

que le mastic sèche. Comme l'on doit rechercher avant tout la solidité de préférence à la rapidité de la préparation, on fera bien de préparer une dissolution en plaçant le bitume de Judée concassé ou en poudre dans un flacon à large ouverture renfermant de l'essence de térébenthine ; une légère élévation de température hâte la dissolution, que l'on favorise en remuant de temps en temps avec une baguette ; il faut quelques jours pour que la dissolution soit complète ; elle se présente alors sous la forme d'un sirop plus ou moins épais. On rend ce mastic encore plus élastique, c'est-à-dire moins sujet à se fendiller, en y ajoutant une petite quantité de la composition connue dans le commerce sous le nom de *mixture des doreurs* (huile de lin cuite sur du minium).

La *cire à cacheter* nous a fourni un excellent mastic ; elle est employée en dissolution dans l'alcool ; il faut à cet effet choisir une cire qui ne soit ni trop fine ni trop grossière : les cires grossières donnent un mastic trop cassant, les fines se ramollissent parfois dans les fortes chaleurs de l'été. On prépare la dissolution en plaçant la cire réduite en fragments ou en poussière dans un petit ballon avec de l'alcool très-fort que l'on porte jusqu'à l'ébullition : la dissolution est bientôt complète. On verse le liquide ainsi obtenu dans un flacon à large ouverture et on laisse reposer. Au bout de vingt-quatre heures on voit surnager une couche plus ou moins épaisse d'un liquide huileux et incolore, dont il faut se débarrasser ; le reste constitue un excellent mastic, qui sèche en deux ou trois jours au plus, et qui ne se fendille jamais. L'addition d'un peu de vernis à l'alcool rend ce mastic encore plus élastique.

En faisant la dissolution de cire dans de l'alcool absolu, on n'a pas besoin d'avoir recours à la chaleur, ni de rejéter aucune partie de la dissolution obtenue. Après avoir longtemps employé parallèlement le bitume de Judée et la cire à cacheter, nous donnons aujourd'hui la préférence à cette dernière (solution dans alcool absolu) : d'abord parce qu'il est assez difficile de se procurer d'excellent bitume, tandis qu'on trouve partout de la bonne cire ; ensuite, parce que, même avec les meilleurs bitumes, on voit des préparations se desceller au bout d'un certain temps de conservation, tandis que des accidents semblables n'arrivent jamais avec le mastic, surtout pour le collage des petits *car-*

tons indicateurs et protecteurs dont nous parlerons dans un instant.

Avant d'appliquer l'un ou l'autre des mastics précédents, on a soin de comprimer très-légèrement la préparation pour que l'excès de liquide interposé entre les deux lames de verre sorte en bavant sur les bords de la lamelle mince, où on l'enlève avec un pinceau. On prend alors le mastic avec un pinceau ou une petite baguette d'où on le laisse couler au pourtour de la plaque à couvrir. Lorsque la préparation est renfermée dans une cellule (voy. plus haut p. 238) faite avec le même mastic qui sert à sceller, l'adhérence des deux lames de verre en est d'autant plus complète et la préparation d'autant mieux à l'abri de l'évaporation ; dans le cas contraire il est bon, après une première application de mastic, et lorsque cette première couche est sèche, d'en appliquer une seconde, un peu plus large, pour bien assurer l'adhérence qui pourrait être incomplète, le mastic ayant été appliqué pour la première fois sur des verres toujours plus ou moins mouillés.

3. Préparations dans les baumes et résines.

Nous venons d'indiquer les procédés de conservation au moyen d'un liquide et d'un mastic ; mais on peut encore employer des procédés différents et dans lesquels on ne fait usage que d'un seul et même agent, qui sert à la fois et comme milieu pour recevoir l'objet préparé, et comme mastic pour sceller les deux plaques de verre. C'est ainsi qu'on emploie le *baume du Canada*, la *résine de damar*, la *gélatine glycérinée*, etc.

A. *Baume* (ou *térébenthine*) *du Canada ; résine de damar.* — Pour être conservées dans ces milieux, les préparations doivent être complétement déshydratées, parce que l'eau, au contact de ces substances résineuses, auxquelles elle n'est pas pas miscible, donne des précipités nuageux et finalement une masse opaque dans laquelle il est impossible de distinguer aucun élément anatomique.

Pour enlever aux coupes des tissus animaux l'eau d'imbibition qu'elles renferment toujours, il faut donc les placer d'abord dans de l'alcool ordinaire, puis graduellement dans de l'alcool absolu. Au sortir de l'alcool et après une légère évaporation, on les plonge dans l'essence de térébenthine, et c'est seulement alors qu'elles peuvent être placées dans la solution de baume du Canada. On peut, au lieu d'essence de térébenthine, employer de l'essence de girofle, quand on a intérêt à donner à la préparation une transparence très-grande.

Quant au montage de la préparation dans le baume du Canada, il peut y être procédé de deux manières différentes :

1° On emploie le baume à l'état de résine épaisse et peu fluide, tel qu'on le trouve dans le commerce. A cet effet on dépose une ou deux gouttes de ce baume sur la plaque porte-objet, et, avec une lampe à alcool, on chauffe légèrement cette plaque de manière à rendre le baume très-liquide, en même temps qu'on fait évaporer l'huile essentielle qu'il renferme. On transporte alors la préparation dans ce baume liquide, et on recouvre d'une lamelle légèrement chauffée à la flamme de la lampe à alcool. Ce procédé a l'avantage de faire adhérer définitivement la lame et la lamelle dès que le tout est refroidi, et de donner des préparations qui sont immédiatement transportables ; mais il est long, d'une manœuvre délicate, et peu applicable aux préparations qui présentent une grande surface, par exemple aux coupes du bulbe et de la protubérance. Aussi donnons-nous entièrement la préférence au second procédé.

2° Dans ce procédé on se sert de baume dissous dans le chloroforme, de façon à donner un liquide dont la fluidité soit à peu près équivalente à celle de la glycérine. Avec un pinceau on fait passer la préparation (coupe de l'axe nerveux par exemple) du bain de térébenthine sur la lame porte-objet : on dépose sur elle quelques gouttes de dissolution de baume, et on recouvre de la lamelle. Ce procédé est très-expéditif; au point de vue de la beauté de la préparation, il est aussi satisfaisant que le précédent; seulement, et ceci n'est réellement pas un inconvénient, il faut attendre quelques jours pour que, par évaporation du chloroforme, le baume fixe la lamelle à la lame, et, si cette évaporation produit un vide entre les deux lames, il faut avoir soin de déposer sur les bords de la lamelle une goutte de la solution, qui, pénétrant par capillarité, va combler ce vide.

Résine de damar. — La résine de damar s'emploie, comme le baume du Canada, dissoute dans le chloroforme : nous avons essayé parallèlement le damar et le baume du Canada, sans reconnaître, même au bout d'un long temps de conservation, qu'il y eût aucune raison de donner la préférence à l'un de ces milieux sur l'autre.

4. Glycérine gélatinée.

Les préparations au baume du Canada et à la résine de damar donnent des résultats on ne peut plus satisfaisants pour les études d'anatomie microscopique, c'est-à-dire lorsqu'il s'agit de rechercher plus spécialement la disposition qu'affectent, dans un organe, certains éléments anatomiques groupés en masses distinctes, comme par exemple d'étudier la distribution de la substance blanche et de la substance grise dans la moelle, le bulbe et les centres nerveux en général : dans ce cas il faut que la préparation soit fortement colorée au carmin, ou par tout autre procédé de teinture. Mais lorsqu'il s'agit surtout de bien déterminer la nature des éléments anatomiques, ce procédé de préparation ne donne plus des résultats aussi satisfaisants, et, pour les tissus très-délicats, il a l'inconvénient de rendre les pièces trop transparentes, et de faire disparaître les couleurs naturellement pâles de certains éléments. Il sert surtout pour les pièces très-opaques, pour les injections auxquelles on veut donner de la transparence.

Pour éluder les diverses manipulations et les inconvénients que nous venons d'indiquer, on a cherché des véhicules servant à la fois de lut et de matière conservatrice, dans lesquels on pût déposer des fragments de tissus gorgés de liquide ; les mélanges de *glycérine* et de *colle de poisson* remplissent bien ce but : Deane, Beale, Farrants ont indiqué différentes compositions de *glycérine gélatinée*, à laquelle ils ajoutaient parfois un peu de gomme arabique et d'acide arsénieux. Nous avons avec Ch. Legros employé avec succès, au laboratoire de Ch. Robin, un mélange de ce genre .On fait d'abord une solution concentrée de gélatine (1 partie de gélatine pour 2 parties d'eau distillée), puis une solution saturée d'acide arsénieux. Alors, à une température de 35° environ, on mélange à parties égales la solution de gélatine, la solution d'acide arsénieux et la glycérine pure. On ajoute quelques gouttes d'une solution d'acide phénique et on passe à travers une flanelle. Ce composé se solidifie en une gelée transparente qui se liquéfie à une faible chaleur. Pour l'employer, on verse un peu de gelée fondue sur le porte-objet légèrement chauffé, on place la préparation dans ce liquide, et on recouvre avec la lamelle mince. La gelée devient assez solide par le refroidissement pour n'exiger aucune autre occlusion : cependant il n'est pas mauvais de cimenter les préparations ainsi faites pour empêcher le glissement du couvre-objet sous l'influence d'un frottement un peu fort.

5. Mise en collection des préparations.

Nous ne nous étendrons pas sur les dispositions que l'on donne aux préparations pour les conserver en collections; nous ne saurions décrire ici les *boîtes à étagères en échelles* que l'on a construites à cet effet.

Pour notre compte nous avons toujours préféré nous contenter de fixer à chaque extrémité de la lame porte-objet un petit morceau de carton, de forme carrée, épais de 1 millimètre en moyenne : cette épaisseur suffit pour permettre de superposer les préparations les unes aux autres sans que la face inférieure de celle qui est au-dessus puisse toucher le mastic de la préparation qui est au-dessous. On peut ainsi très-facilement transporter ces pièces, les entasser dans des boîtes, et les manier en les faisant glisser les unes sur les autres comme des cartes à jouer. Sur l'un des petits cartons on inscrit l'objet de la préparation ; l'autre carton porte l'indication de la date où elle a été faite, indication souvent très-importante à retrouver.

Nous terminerons par un petit détail qui pourra paraître minutieux, mais dont l'importance sera appréciée de tous ceux qui ont à se reconnaître au milieu d'une série plus ou moins nombreuse de préparations. Quelque limité que soit le champ d'une préparation, il est toujours immense lorsqu'il s'agit de le parcourir avec un grossissement considérable ; aussi est-il parfois difficile de retrouver tel point précis où un détail de structure ou de texture était particulièrement visible. C'est souvent la netteté seule d'un point semblable, au milieu d'une préparation, qui a décidé à conserver celle-ci. Il est donc bon de tracer sur la préparation un point de repère qui évite les pertes de temps en nous permettant de retrouver immédiatement le point cherché. A cet effet, il suffit de déposer, avec la pointe d'une plume, une goutte d'encre sous· forme de point très-fin dans le voisinage immédiat de la région intéressante à revoir : on peut aussi tracer ce point avec l'un quelconque des mastics employés à sceller. Si l'on se sert toujours du même microscope, si les préparations n'ont pas à être transportées, on peut recourir a un procédé bien plus élégant, proposé par Hoffmann et que Frey décrit en ces termes : On trace une croix de chaque côté de l'ouverture de la platine du microscope; l'une est verticale (+), l'autre inclinée (×). Quand on aperçoit dans la préparation examinée un objet digne de remarque et que l'on a amené au centre du champ visuel, on trace à l'encre, sur la lame de verre, deux croix semblables et superposées à celles de la platine. Dans la suite on n'a plus qu'à remettre ces croix l'une sur l'autre pour que le point cherché se trouve par le fait même au centre du champ visuel. Si la lame porte-objet est recouverte à chacune de ses extrémités par les petits cartons protecteurs dont nous avons parlé précédemment, il sera facile de modifier le procédé d'Hoffmann de telle ou telle manière qui donnera toujours des points de repaire précis et du même genre.

Consultez. — Cornil, Sur quelques procédés de préparations microscopiques, et en particulier sur l'emploi du nitrate d'argent (*Archives générales de médecine*, février 1863, p. 214).
Ranvier, Préparation du tissu osseux. Préparation et propriétés des cellules de cartilage (*Journal de physiologie* de Brown-Séquard, t. VI, 1863). — Technique microscopique (*Archives*

de physiologie de Brown-Séquard, Charcot, Vulpian. 1868, p. 318 : *id.*, p. 666 ; 1871-72, p. 131 (Picro-carminate d'ammoniaque). — Annotations à la traduct. française de Frey.

Oximus, De la Fuchsine en histologie (*Journal de l'anatomie* de Ch. Robin, septembre 1865, p. 569).

Hayem et Hénocque, Sur les mouvements améboïdes (*Archives générales de méd.*, 1866) (Emploi de la chambre humide).

Roudanowsky (P.), Observations sur la structure des tissus nerveux d'après une nouvelle méthode (congélation, coloration par la cochenille, conservation en baume du Canada, etc. *Journal de l'anatomie* de Ch. Robin, 1865, p. 225).

Oximus, De la fuchsine dans l'étude des éléments anatomiques (*Journal de l'anatomie* de Ch. Robin, janvier 1866).

Belaieff, Recherches sur les vaisseaux lymphatiques du gland *Journal de l'anatomie* de Ch. Robin, septembre 1866 (Technique du nitrate d'argent).

Legros (Ch.), Note sur l'épithélium des vaisseaux sanguins (technique du nitrate d'argent *Journal de l'anatomie* de Ch. Robin, 1863, n°ˢ de mai et juin).

Rouget, Corpuscules nerveux des papilles de la peau et des muqueuses (usage de l'acide picrique, p. 591 — *Archives de physiologie* de Brown-Séquard, Charcot et Vulpian, 1868).

Robinski, Épithéliums et capillaires lymphatiques (historique et technique du nitrate d'argent — *Archives de physiol. norm. et pathol.* de Brown-Séquard, etc., juillet 1869).

Hénocque (Alb.), De la terminaison des nerfs dans les muscles lisses (technique du chlorure d'or — *Archives de physiologie* de Brown-Séquard, Charcot et Vulpian, 1870).

Luys, Procédé pour décolorer les pièces et les coupes minces qui ont macéré dans l'acide chromique (*Journal de l'anatomie* de Ch. Robin, 1872).

Grancher, Des usages de la solution ammoniacale de carmin en histologie (*Archives de physiologie*, 1872).

Atkinson H.S., The preparation of the brain and spinal cord for microscopical examination (*Monthly microsc. Journ.*, 1873, t. II, p. 27.

Needham J., On cutting-section of animal tissues for microscopical examination (*Med. Press. and circul.* juin, 1873).

Raymond, Recherches sur l'action toxique de l'acide osmique (*Soc. de biol.*, 1874).

Serge Alferow (de Charkow), Nouveaux procédés pour les imprégnations à l'argent (*Arch. de physiol.*, 1874. — *Laboratoire d'histologie du Collége de France*, année 1874, p. 258).

Ranvier (L.), Des applications de la purpurine à l'histologie (*Archiv. de physiol.*, 1874 ; *Trav. du labor. d'hist. du Collége de France*, 1874, p. 262). — De l'emploi de l'alcool dilué en histolologie (*Trav. du Laborat. d'histol. du Collége de France*, 1874. p. 282). — Des préparations du tissu osseux avec le bleu d'aniline, insoluble dans l'eau et soluble dans l'alcool (*Arch. de Physiol.*, 1875, p. 17-21). — Traité technique d'histologie. Paris, 1875 (en cours de publication).

Gudden, Un nouveau microtome (voy. *Arch. f. Psychiatrie u. Nervenkrankh.*, vol. V, fasc. 1, p. 227, 1874).

Hatchett Jackson (W.), Coloration des coupes à l'aide du rouge Magenta (*Quarterly Journ. of micr. Soc.*, 1874, n° 54, p. 139).

Servel (A.), Note sur un nouveau microtome (*Archives de physiolog. normale et pathologique*, 1874).

Sarnold (J.W.), Hæmatoxyline comme moyen de colorer les tissus (*Philad. med. Times*, july 1872).

Axelkey et Retzius, De la méthode de congélation appliquée aux études histologiques (*Nord. med. Arkiv*, 1874, t. VI, 1ʳᵉ partie).

Duval-Jouve (J.), Sur les moelles à employer dans les travaux de microtomie (*Bull. de la Soc. de bot. de France*, 1874, t. XXI, 10 avril 1874).

Panum (G.-L.), Nouvel appareil pour maintenir à une température constante les objets soumis à l'examen microscopique (*Nord. med. Arkiv*, 1874, t. V, 1ʳᵉ partie).

André (Jules), De l'emploi de l'hydrate de chloral en histologie (*Journ. de l'anat. et de la physiol.*, 1874, p. 96).

Vignal, Sur le microtome congelant de Rutherford (*Journal de l'anatomie et de la physiologie*, 1875, p. 482).

Lawson Tait, On the freezing process for section-cutting ; and on various methods of staining and mounting sections (*Journ. of Anat. and Physiol.*, 1875, t. XVI).

Cornil (V.), Sur la dissociation du violet de méthylaniline et sa séparation en deux couleurs sous l'influence de certains tissus normaux et pathologiques, en particulier par les tissus en dégénérescence amyloïde (*Comptes rendus de l'Acad. des sciences*, 24 mai 1875).

Duval (Mathias), Procédé de coloration des coupes du système nerveux (*Journ. de l'anat. et de la physiol.*, 1876, n° 1, p. 111).

Pouchet (G.), De l'emploi de l'acide osmique en solutions concentrées (*Journ. de l'anat. et de la physiol.*, sept. 1876).

Erlitzky (A.), Sur les moyens de durcir les tissus des centres nerveux (Chromate de potasse et sulfate de cuivre) (*Progrès médical*, 29 sept. 1877).

Renaut (J.), Application des propriétés électives de l'éosine à l'étude du tissu conjonctif (*Arch. de physiol. norm. et path.*, janvier 1877).

Van Heurck (H.), Le microscope et son application. 3e édition. Bruxelles, 1878.

TROISIÈME PARTIE

TECHNIQUE APPLIQUÉE

Nous donnons ici, comme applications particulières des notions techniques exposées dans les parties précédentes, quelques exemples de recherches microscopiques et histologiques suivies dans tous leurs détails. Afin de présenter au débutant des types choisis dans des ordres d'études très-différents, nous traiterons :

1° De l'examen du mésentère de la grenouille, particulièrement au point de vue de l'étude de la diapédèse des globules blancs dans le péritoine enflammé ;

2° Des préparations propres aux recherches d'anatomie microscopique sur le système nerveux central ;

3° Des coupes d'embryons.

CHAPITRE PREMIER

ETUDE DU MÉSENTÈRE DE LA GRENOUILLE.

L'examen du mésentère de la grenouille a été
de tout temps une des études favorites des micrographes, car c'est ainsi seulement (ou par
quelques modes analogues d'investigation) qu'il
nous est donné de constater *de visu* le passage
du sang des artérioles dans des veinules, à travers les capillaires, c'est-à-dire d'assister au
phénomène essentiel de la *circulation*. Mais cet
examen, si intéressant au point de vue physiologique, a acquis une importance plus considérable encore, depuis qu'il est devenu, à la suite
des recherches de Cohnheim, l'un des éléments
expérimentaux d'une question de physiologie
pathologique de premier ordre, la question de
l'origine des globules du pus. Nous rappellerons
donc en quelques mots les travaux de Cohnheim

à ce sujet, puis nous indiquerons les procédés à suivre pour instituer des recherches de contrôle.

1. Expériences de Cohnheim sur le mésentère de la grenouille.

Cohnheim curarise une forte grenouille mâle (pour éviter l'ovaire, dont la présence gènerait l'observation) ; seulement il ne détermine pas la quantité précise de curare introduite sous la peau, et se contente de dire qu'il n'en faut injecter qu'une dose minime, telle que la paralysie ne soit complète qu'au bout de deux heures. Alors on pratique une incision sur le flanc gauche (pour éviter le foie) ; on étanche les quelques gouttes de sang avec une éponge imbibée d'eau froide ; on tire rapidement au dehors une anse intestinale, et on la fixe sur une plaque de liége percée d'une fenètre à laquelle on fait correspondre le mésentère étalé.

Cohnheim regarde comme inutile de recouvrir cet organe d'une plaque de verre ; toutefois on peut le faire sans qu'il en résulte d'autre inconvénient que celui de retarder un peu le processus inflammatoire en diminuant l'action irritante de l'air. Mais une précaution importante, c'est d'humecter de temps à autre la peau de l'animal, ce qui lui permet de vivre, grâce à la respiration cutanée, et dispense en même temps de mouiller directement le mésentère.

Dans ces conditions, la première chose qu'on constate est la dilatation des petits vaisseaux, veines et artères, dont le diamètre est à peu près doublé au bout de deux heures; en même temps, leur longueur augmente, d'où un aspect flexueux. En dirigeant son attention sur le contenu, on voit que la rapidité du courant diminue et que, dans les veines notamment, la zone inerte se remplit de globules blancs au point que la paroi interne du vaisseau en paraît comme tapissée. C'est alors que débutent une série de phénomènes que l'auteur décrit d'une façon très-pittoresque et que nous nous bornons à esquisser. On voit apparaître, sur le contour extérieur du vaisseau, de petites saillies, qui proéminent de plus en plus, se pédiculisent et finissent par devenir libres sous la forme de globules blancs. Le même phénomène se produit dans les capillaires; seulement ils donnent aussi passage à des globules rouges : c'est ainsi qu'au bout de douze à vingt-quatre heures les vaisseaux sont entourés d'une pléiade de globules blancs entremêlés de globules rouges et de débris de globules rouges.

Ainsi, sous l'influence irritante de l'air, se développe une véritable péritonite purulente : les globules du pus proviennent uniquement des vaisseaux, et nullement des éléments propres du péritoine, car l'argentation prouve que ceux-ci demeurent intacts. Les choses se passent de même quand on introduit dans la cavité péritonéale de la grenouille une substance irritante, et que de temps à autre on retire une anse intestinale pour en examiner le mésentère au microscope. Ces faits se produisent également sur les animaux à sang chaud (cochon d'inde, rat) (1).

2. Installation des recherches de contrôle.

Il faut toujours curariser l'animal sur lequel se fait l'observation, sans quoi il est impossible

(1) Voy. COHNHEIM, *Virchow's Archiv*, vol. XL, p. 1.

FELTZ , *Journ. de l'anatomie et de la physiologie* de Ch. Robin, 1870-71, p. 33 et 505.

PICOT, *Journ. de l'anatomie et de la physiologie* de Ch. Robin, 1870-71.

DUVAL ET STRAUS, *Recherches expérimentales sur l'inflammation* (*Gazette médicale de Strasbourg*, 1870, et *Arch. de Physiologie*. Mai 1872.

HAYEM, *Note sur la suppuration étudiée, sur le mésentère, la langue et le poumon de la grenouille (Gaz. méd. de Paris*, 1870, p. 4).

HEGER (P.), *Étude critique et expérimentale sur l'émigration des globules du sang*. Bruxelles, 1878.

d'observer longtemps le même point de la préparation, que l'animal tiraille et dérange sans cesse par ses mouvements : au contraire, avec une curarisation soutenue, on peut prolonger l'étude jusqu'à six et sept jours et retrouver chaque matin les mêmes points que l'on avait observés la veille. Il est difficile cependant de bien préciser la dose nécessaire de curare, car cette dose varie jusqu'à un certain point avec chaque animal, et surtout pour des animaux d'espèces différentes, quoique très-voisines. Ainsi, une dose qui, injectée sous la peau d'une grenouille, la faisait périr en moins d'un quart d'heure, produisait à peine un peu de torpeur dans les mouvements d'une salamandre. Nous dirons seulement qu'avec 2 milligrammes de curare dissous dans un centimètre cube d'eau, on peut procéder à la curarisation longtemps soutenue de quatre ou cinq grenouilles, en injectant sous la peau, par reprises successives, les quelques gouttes nécessaires pour amener l'immobilité au bout de deux heures environ. Avec ces précautions, et en ayant soin de choisir des grenouilles de forte taille, on peut, pendant plusieurs jours, étudier la circulation sur le mésentère étalé : il suffit pour cela d'humecter la peau de l'animal (qu'on recouvre à cet effet de quelques fragments d'éponges mouillées), et de lui réinjecter chaque soir une goutte de solution de curare pour remplacer le poison éliminé par l'animal.

Quelques observateurs ont pensé devoir renoncer au curare pour éviter toute objection concernant l'action de cet agent sur la contraction des muscles des parois vasculaires ; mais, en fixant l'animal avec des épingles, on multiplie les sources de douleur qui deviennent le point de départ de réflexes sur les vaso-moteurs mésentériques, et l'on obtient ainsi des effets de contraction et de paralysies vasculaires qui sont au moins aussi fâcheux que ce que pourrait produire le curare. De plus, l'animal ne survit pas à ce crucifiement un temps suffisant pour l'observation.

On peut encore immobiliser l'animal par une injection d'eau chloroformée. Cette pratique est parfois très-utile ; elle rend en effet les contractions du cœur très-irrégulières ; à des systoles faibles en succèdent d'énergiques, et l'on voit alors dans les vaisseaux du mésentère des globules blancs, qui s'étaient d'abord arrêtés et réunis en groupes, abandonner tout à coup la paroi, sous l'influence de cette plus forte impulsion, et rentrer dans le torrent circulatoire. On a aussi employé l'empoisonnement avec le chlorure de sodium (1 gr. sur 4 à 5 gr. d'eau en injection sous-cutanée) ; mais, en somme, le curare est l'agent le plus commode et doit d'autant plus être préféré, que c'est lui qui a été employé par Cohnheim, et qu'il faut avant tout se mettre dans les mêmes conditions où ont été faites les observations que l'on veut contrôler.

Pour cet examen du mésentère, le grossissement à employer doit être puissant, car il s'agit moins ici de prendre une vue générale que de pénétrer la nature même et la forme du phénomène observé. On peut employer à cet effet l'objectif à immersion de Nachet (n° 6), combiné avec l'oculaire n° 2. On obtient ainsi des grossissements de 500 à 800 fois (tube rentré, ou tiré) (1), et avec l'oculaire n° 3 on obtient, pour le dessin, au moyen de la chambre claire, des images projetées sur le papier, au niveau du pied du microscope, avec un gossissement qui peut aller jusqu'à 1,600. — La distance focale de cet objectif est assez considérable pour en

____

(1) Voy. pages 43, 84 et 36.

rendre l'application facile sur tous les points du péritoine. Il donne une image très-nette, de telle sorte que l'observateur est autorisé à se montrer très-exigeant, relativement à la clarté des phénomènes étudiés, qu'il ne doit plus lui suffire de voir des globules blancs contre la paroi interne du vaisseau et d'autres analogues contre la paroi externe, pour conclure que ces derniers proviennent du passage des premiers ; mais qu'il est au contraire en droit de n'admettre ce phénomène de diapédèse que s'il le voit se reproduire distinctement sous ses yeux, et s'il peut le suivre dans ses moindres détails.

On peut examiner le péritoine à nu, en interposant la goutte d'eau entre lui et l'objectif ; mais alors il arrive souvent que, dans les mouvements de changement de foyer, l'objectif s'approchant trop près de la membrane, celle-ci est tout à coup relevée par un effet d'attraction moléculaire du genre des phénomènes capillaires et vient se coller contre l'objectif : il en résulte des troubles dans l'observation, des pertes de temps et des dérangements dans la préparation. Aussi vaut-il mieux adopter la règle générale de couvrir le péritoine avec une lamelle de verre très-mince : alors la face inférieure seule du mésentère est exposée au contact de l'air. Cette lamelle doit être disposée d'une façon parfaitement horizontale : dans le cas contraire, la face inférieure de l'objectif à immersion étant très-large, ses bords toucheraient déjà en un de leurs points une lamelle obliquement disposée, avant même que le centre de la lentille fût mis à la distance focale. Or, pour que la lamelle de verre soit horizontale, il faut que le péritoine soit étalé dans un plan horizontal : si l'on étale cette membrane, comme on le fait d'ordinaire, immédiatement sur une fenêtre pratiquée à la plaque de liége sur laquelle repose la grenouille, on n'arrive pas à ce résultat : il faut placer sur le côté (gauche) de l'animal une seconde petite plaque de liége dont la face supérieure corresponde précisément au niveau de l'ouverture latérale de l'abdomen, et pratiquer, cela va sans dire, une fenêtre à travers l'épaisseur des deux lames. Nous insistons sur cette disposition parce que seule elle permet une étude facile et de longue durée avec l'objectif à immersion. La figure 42, pag. 270, représente en coupe cette disposition.

Nous nous arrêterons sur cette figure, qui nous donne de plus la disposition, en coupe, des sacs

lymphatiques de la grenouille : on a beaucoup
expérimenté en faisant des injections colorées
dans ces sacs lymphatiques (qu'il ne faut pas
confondre avec les cœurs lymphatiques), et nous
espérons pouvoir donner dans un prochain travail des résultats très-précis que nous ont fournis de semblables injections ; mais il n'est pas
inutile de figurer la position et le nombre de
ces vastes lacunes, puisque dans un travail ré-
cent sur l'inflammation nous lisons : « Pour
faire exactement comme Cohnheim, nous aurions dû pratiquer nos injections dans les sacs
lymphatiques des grenouilles, mais nous devons
avouer que, malgré des tentatives répétées par
nous-même et nos aidés, il nous a été impossible de découvrir ces sacs (1). » On voit que ces
sacs (fig. 42), espèces de lacunes creusées entre
la peau et les parois musculaires du tronc, sont
au nombre de quatre, deux latéraux (b, b'), un
ventral (a), un dorsal (a') : ils sont séparés par
des cloisons fibreuses, parfois incomplètes, qui
courent le long des quatre angles du tronc, et
dont on voit la coupe sur la figure (c, c, c, c) ;

(1) Cependant ces sacs ont été dès longtemps décrits dans un
ouvrage français. Voy. Dugès (Ant.), *Recherches sur l'ostéologie et
la myologie des Batraciens*. Paris, 1834 (Voy. pl. V, fig. 40 et 41).

on peut facilement injecter dans chacun de ces sacs le contenu de deux et même de trois seringues de Pravaz : normalement ces sacs sont remplis de lymphe, et, surtout chez les grenouilles en hibernation, ils sont énormément gonflés de ce liquide, contenant beaucoup de globules

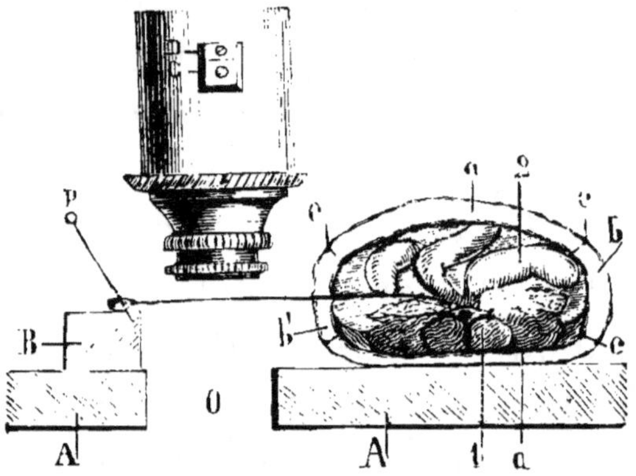

Fig. 42. — Disposition du mésentère de la grenouille pour l'étude de la circulation et de la diapédèse (*).

blancs. Or on voit qu'en ouvrant l'abdomen, on ouvre fatalement un de ces réservoirs (*b'*, notamment en opérant du côté gauche), et que

(*). — A. A. lame de liége percée de l'ouverture O ; — B, morceau de liége placé sur le côté de cette ouverture opposé au corps de la grenouille, pour établir le niveau ; — *p*, épingle fixant dans ce liége l'anse intestinale sortie de l'abdomen de l'animal ; — *a*, *a'*. sacs lymphatiques (dorsal et ventral) ; — *b*, *b'*. *idem* latéraux ; — *c*, *c*, *c*, cloisons incomplètes qui séparent ces sacs ; — 1, colonne vertébrale et muscles ; 2, masse intestinale.

ce n'est pas tant de l'hémorrhagie des petits vaisseaux incisés qu'il faut se garder alors, que de la lymphe qui, vu les communications de ces sacs, vient incessamment verser ses globules blancs sur les faces supérieure et inférieure du mésentère étalé, et peut ainsi donner lieu à des erreurs. L'objectif à immersion ne permet pas de confondre ces éléments superficiellement déposés avec ceux qui apparaissent d'une manière quelconque dans l'épaisseur du mésentère, mais une étude avec un faible grossissement laisse parfaitement confondre tous ces éléments. Cet apport étranger au péritoine est plus considérable qu'on ne pourrait le croire *à priori*, et on s'en convaincra en injectant dans ces sacs des solutions colorées qu'on voit alors venir se verser lentement et presque insensiblement sur la membrane péritonéale, en s'accumulant surtout vers les gouttières que forment les vaisseaux par leur juxtaposition. Cette lymphe versée peu à peu se coagule lentement, et finit par donner un caillot assez considérable, qu'on peut prendre pour une exsudation. On peut se demander, en lisant les travaux de M. Hayem sur la diapédèse des globules blancs, si ce n'est pas ainsi qu'il faudrait peut-être interpréter son observation suivante : « *C'est en hiver que l'on doit faire les expériences...* on voit alors que c'est pendant les premières vingt-quatre heures de l'expérience que l'extravasation des globules blancs se fait avec le plus d'activité. Au bout de ce temps, la préparation est devenue habituellement trouble, et *l'on peut souvent, à l'aide d'une pince, recueillir un petit coagulum fibrineux, imbibé d'un grand nombre de leucocytes et de quelques globules rouges.* On voit ainsi qu'en même temps que les globules blancs s'extravasent, il se produit à la surface de la membrane l'exsudat fibrineux qui accompagne toute suppuration. » Il est fâcheux en tout cas que les expérimentateurs n'aient pas fixé leur attention sur ces sacs lymphatiques, dont le contenu est du plus haut intérêt.

L'observation étant disposée avec les précautions que nous venons d'indiquer, on peut porter son attention sur divers ordres de vaisseaux. Nous allons rapidement indiquer ce que, pour notre part, il nous a été donné d'observer dans ces circonstances.

D'abord il est très-intéressant de porter son attention sur les petites veines : si l'on choisit un point où deux petites veines convergent pour venir former un vaisseau plus fort, on remarque qu'après que les deux courants se sont accolés, la distinction entre eux se prolonge encore assez longtemps dans le vaisseau résultant : au niveau de l'éperon il y a en effet un triangle de liquide ne contenant pas de globules, ou seulement quelques globules blancs ; l'éperon lui-même est très-clair et très-facile à étudier : il en est de même de la lamelle péritonéale comprise dans l'angle d'union des deux vaisseaux. Or, vers la sixième heure de l'observation, alors que partout les vaisseaux commencent à être entourés de ce que nous appellerons indifféremment *globules de pus* ou *globules blancs*, ces éléments apparaissent aussi dans cet espace triangulaire. S'ils sortaient du vaisseau, rien ne serait plus facile que de constater leur diapédèse, d'après la disposition des parties que nous avons indiquée : or il n'en est rien ; on voit ces éléments apparaître sur place, au milieu du tissu légèrement fibrillaire dont se compose la portion triangulaire du péritoine comprise entre les deux veinules. De plus, l'étendue et la *persistance* de l'espèce de couche inerte qui double l'éperon permet d'y constater tous les faits et gestes des globules blancs du sang, et on ne les voit jamais s'engager dans la paroi ; cette paroi elle-même étant très-épaisse en ce point, ils ne pourraient, en la traversant, se dérober complétement aux regards. Et cependant des globules de pus apparaissent même dans la partie la plus aiguë de l'angle péritonéal ainsi circonscrit : ils n'ont donc pas une origine hématique.

Les autres points du parcours des petites veines ne sont pas avantageux pour l'étude : leur calibre, leurs parois complexes, leur contenu très-coloré, l'absence de la couche inerte rendent l'observation peu précise. On ne peut, avec l'objectif à immersion, fixer nettement son attention sur tel ou tel élément, et la limite interne de la paroi, dès que l'inflammation devient un peu intense, ne se dessine pas assez clairement à travers les autres couches pour permettre une observation de quelque valeur.

Dès lors il faut porter son attention sur les capillaires. C'est ici que l'avantage d'un fort grossissement se fait sentir d'une manière évidente. La paroi capillaire se dessine avec une grande netteté : elle présente un double contour. Les éléments qui y circulent apparaissent aussi distincts que s'ils étaient complétement à nu, et, en face d'une préparation aussi claire, l'observateur se sent pénétré de cette certitude

que si un phénomène de passage doit se produire, il y assistera et le suivra dans ses moindres détails.

Or, quelque patiente, quelque prolongée que
soit l'observation, jamais on ne voit de globules
blancs traverser les parois capillaires. Ce passage, décrit par Cohnheim, a été observé par
lui surtout sur les petites veines : nous venons
de voir pour quelles raisons il est plus prudent
d'abandonner l'observation de ces vaisseaux,
pour fixer son attention exclusivement sur les
capillaires. Or le passage à travers les parois
de ceux-ci a été également décrit avec complai-
sance par le physiologiste de Berlin : « Tout
d'abord les globules blancs, jusqu'à ce moment
sphériques, changent de forme et subissent des
métamorphoses qui ont toujours le caractère
des mouvements améboïdes : bosselures arron-
dies ou pointues, qui finissent par s'étrangler
et ne plus se rattacher à la paroi du capillaire
que par un pédoncule allongé. Ces corpuscules
détachés complétement prennent les apparences des globules de pus. Pendant ce processus, *souvent très-long*, on obtient fréquem-
ment *l'image d'un de ces globules qui, par une
partie de sa substance, est situé encore dans*

l'intérieur du capillaire, et par une autre en dehors. » Or, nous le répétons, jamais ce phénomène, qui devrait cependant être bien simple à constater, ne s'est montré dans les longues observations que nous avons faites à ce sujet. Mais voici ce qui nous paraît devoir rendre compte des aspects qui ont donné lieu à la théorie de la diapédèse.

A l'extérieur du capillaire et surtout contre sa paroi, apparaissent des éléments identiques aux globules blancs : ces éléments se montrent d'ordinaire déjà vers la troisième ou la cinquième heure de l'étalement, mais parfois d'une manière bien plus hâtive, et, quelque rapide qu'ait été la préparation du mésentère, au moment où l'on commence l'observation, le voisinage des capillaires se montre déjà émaillé de ces globules. A mesure qu'ils deviennent plus nombreux, ou même dès le début, il en est qui sont si rapprochés de la paroi vasculaire, qu'ils semblent en faire partie ou en provenir. Avec un grossissement de 200 à 300 diamètres on est tenté de croire que ces globules sont en rapport direct avec la paroi du vaisseau et qu'ils en proviennent ; mais, dès que l'on applique l'objectif à immersion qui, malgré sa distance focale considérable, présente une très-grande sensibilité de mise au point, on s'aperçoit que ces éléments n'ont que des rapports de juxtaposition avec la paroi vasculaire. Ils peuvent être placés contre elle de façon à en voiler une faible partie, mais alors ils ne sont pas sur le même plan et ne se trouvent pas en même temps au foyer, car ils sont au-dessus ou au-dessous du capillaire ; ce sont ces nuances de mise au point, sensibles seulement avec un fort objectif, qui nous expliquent en partie les apparences illusoires que présentent, dans leurs rapports avec la paroi vasculaire, ces éléments essentiellement extra-vasculaires, du moins dans les premières vingt-quatre heures de l'observation. Ainsi, quand on commence à étudier l'ensemble de la circulation mésentérique avec un grossissement de 50 diamètres, puis de 150 diamètres, on croit de la meilleure foi du monde apercevoir des globules blancs encore à demi enchâssés dans la paroi du capillaire (l'illusion est encore plus complète pour les veinules), mais l'on reconnaît immédiatement la véritable disposition des parties dès que l'on applique sur le même point l'objectif à immersion.

Mais il se présente toujours en quelques

points du mésentère un fait qui prouve jusqu'à l'évidence l'indépendance des globules extérieurs d'avec les intérieurs : on trouve, en effet, en parcourant le vaste champ de la préparation, de petits capillaires où les éléments globulaires du sang ne passent qu'à de rares intervalles : c'est surtout le sérum du sang qui les parcourt avec quelques rares globules rouges ; il peut se faire que, pendant l'espace de douze heures, il n'y arrive pas un seul globule blanc, et en tout cas on peut pendant des heures entières observer des points où l'on ne voit ni s'arrêter ni même circuler un seul de ces éléments : ce fait s'observe sans doute de préférence chez les grenouilles en hibernation, car dans cet état la quantité des globules blancs a évidemment diminué. Et cependant, ici comme ailleurs, on constate l'apparition d'éléments globulaires contre la paroi externe du capillaire, éléments donnant lieu aux mêmes illusions et aux mêmes rectifications que précédemment.

En même temps que se passent ces phénomènes contre la paroi externe des vaisseaux, on constate dans l'intérieur de la plupart d'entre eux le fait bien connu et longuement décrit de l'arrêt et de l'accumulation des globules blancs

du sang contre la limite interne de cette paroi.
Cet arrêt se fait par suite d'une certaine visco-
sité que présente sans doute le globule blanc
sur toute sa superficie, de telle sorte qu'aussitôt
que les hasards de la circulation l'ont amené
contre la paroi, il tend à y adhérer, et, s'il est
obligé d'obéir au courant circulatoire, il ne le
fait plus qu'en roulant contre la paroi, comme
le fait une boule sur un plan incliné ; puis, dès
qu'il arrive en un point où le courant est moins
énergique, soit que le vaisseau légèrement
dilaté forme comme un petit golfe où le liquide
stagne, soit que des globules déjà arrêtés constituent un obstacle difficile à franchir, alors on
le voit s'arrêter et se tenir fixé à la paroi. Il
devient alors lui-même la cause d'arrêt d'autres
globules et l'on voit ainsi se former de petits
amas de globules blancs dans des points où, par
suite, la dilatation ansiforme du capillaire
s'exagère de plus en plus. Ils y restent plus ou
moins longtemps, mais d'ordinaire ils finissent
par en être subitement déplacés par un choc
plus brusque de la circulation : en effet, des
arrêts semblables se faisant dans d'autres vaisseaux, les circulations capillaires en réseaux
sont soumises à des changements incessants

d'intensité, qui bouleversent la disposition de leur contenu, pour obéir aux lois de la circulation collatérale. On voit dans ces circonstances le sens même de la circulation changer complétement, et l'on conçoit qu'alors les globules arrêtés, pris pour ainsi dire à rebrousse-poil, sont forcés de se remettre en marche, et même d'abandonner complétement la paroi, pour se mêler à ceux qui circulent dans l'axe du vaisseau. L'on peut assister ainsi aux changements d'aspects les plus instructifs, et si l'on interrompt l'observation, il arrive qu'on retrouve ensuite libre et perméable un canalicule qui, quelques instants auparavant, était entièrement rempli de globules arrêtés.

Pendant leurs temps d'arrêt, les globules blancs sont soumis à des changements de forme singuliers, mais dans lesquels on ne peut rien reconnaître de ce qui caractérise les mouvements amœboïdes ; il y a longtemps qu'on a dit que les globules blancs ne présentent pas de mouvements amœboïdes tant qu'ils sont contenus dans le réservoir circulatoire. Le fait est parfaitement confirmé par l'étude de la circulation du mésentère enflammé. Le globule blanc présente ici des déformations qui sont purement passives ; ou bien il est aplati contre d'autres globules déjà arrêtés, et il se moule dans les interstices que ceux-ci lui présentent : ou bien un de ses points adhère plus particulièrement à la paroi ; on le voit sous l'influence du courant sanguin se déformer et s'allonger en restant attaché à la paroi par un pédicule plus ou moins simple, de sorte qu'il figure comme une bourse appendue à la paroi. Quand les vicissitudes de la circulation l'arrachent pour le remettre en mouvement, les prolongements qui résultent de ces déformations persistent encore un peu et tendent à disparaître en se modifiant, mais on peut toujours y reconnaître les traces des changements de forme antérieurs et purement passifs. Tel est sans doute l'aspect qui a donné lieu à la description des mouvements améboïdes des globules blancs dans l'intérieur des vaisseaux. Nous voyons que MM. Cornil et Ranvier (1) ont interprété les faits de la même manière : « En répétant ces expériences, nous avons été frappés de voir les prolongements améboïdes se produire d'un seul côté des globules, de telle sorte que ceux-ci *ressemblaient à des grenades.* Le mécanisme de

(1) Cornil et Ranvier, *Histologie pathologique.* Paris, 1869.

cette singulière déformation peut être facilement observé : lorsque les globules blancs séjournent dans la couche adhésive, ils se fixent sur la paroi du vaisseau, tandis que le sang en mouvement les incline et les étire : si alors, sous l'influence du mouvement circulatoire, ils viennent à être détachés, on voit la portion qui était adhérente se présenter sous la forme d'un mamelon hérissé de pointes. »

Telle est aussi sans doute l'origine du prétendu trait d'union entre les globules intra- et extra-vasculaires : qu'un de ces prolongements se trouve précisément vers un point de la paroi correspondante au lieu d'apparition d'un élément extra-vasculaire, que celui-ci soit placé en partie au-dessus du vaisseau, et alors, avec un grossissement ordinaire, on sera tenté de réunir les deux éléments et de voir en eux un globule blanc qui traverse la paroi. Une observation consciencieuse donne à chaque instant naissance à cette illusion, mais la rectifie aussitôt par une mise au point bien exacte, avec un fort grossissement.

Cette cause d'erreur est d'autant plus fréquente que les globules blancs du sang s'arrêtent toujours de préférence contre les points de

la paroi correspondant à des lieux de formation
de globules extra-vasculaires. Il est impossible
d'examiner le péritoine vers la huitième heure
de l'étalement sans être frappé de cette coïnci-
dence entre les points d'arrêt en dedans du vaisseau, et les points de développement au dehors.
Mais il est plus difficile de décider auquel des
deux phénomènes appartient la priorité. On serait tenté de croire que c'est l'arrêt des globules blancs qui commence la scène et que c'est
après, et peut-être par suite de la présence de
ces globules, que les éléments extra-vasculaires
se développent dans un point correspondant précisément à celui de l'arrêt. Mais si l'attention
se porte avec persistance sur ces deux faits, on
voit que c'est toujours le développement extra-
vasculaire qui se montre le premier, et que
c'est alors vers des points de la paroi correspondant aux néoformations extérieures que viennent s'arrêter les globules blancs du sang.

Ceci est un fait, qu'il est facile de constater
par une observation prolongée du mésentère.
Quant à son explication, nous ne saurions la
donner ici en détail, puisque nous devons nous
borner à l'indication des procédés techniques
d'étude du mésentère enflammé, et à la relation

pure et simple de ce qu'il est possible d'observer dans les conditions que nous avons précisées. Nous dirons seulement qu'une étude plus approfondie des phénomènes dont la membrane mésentérique est alors le siége, nous a montré que la paroi vasculaire prend une part importante dans la formation des éléments nouveaux (globules de pus). Dès lors nous avons l'explication complète du phénomène et de sa succession : la paroi s'altère en certains points ; elle devient irrégulière, et il n'est pas étonnant que les globules blancs, déjà si visqueux, roulant contre la paroi, s'arrêtent dès qu'ils passent sur un point où la paroi elle-même est devenue irrégulière et visqueuse, comme tout protoplasma en voie de développement (1).

De ces observations sur le péritoine simplement étalé et abandonné à l'inflammation, nous pouvons encore une fois conclure que les globules blancs ne sortent pas des vaisseaux ; surtout qu'ils ne sortent pas des capillaires, car ce sont ces vaisseaux seuls qui peuvent permettre une observation de quelque valeur.

(1) Voir pour plus de détails notre mémoire *Recherches expérimentales sur des rapports d'origine entre les globules du pus et les globules blancs du sang dans l'inflammation* (*Archiv. de Physiologie*, mai 1872).

CHAPITRE II

PRÉPARATIONS DESTINÉES A L'ANATOMIE MICROSCOPIQUE DES CENTRES NERVEUX.

L'anatomie microscopique des centres nerveux est une étude qui a fixé dans ces dernières années l'attention d'un grand nombre d'investigateurs : les procédés de préparations mis en usage dans ces recherches peuvent du reste servir de types pour toutes les études analogues, c'est-à-dire pour la solution de toutes les questions de texture d'organes pouvant être soumis à des séries de coupes régulièrement et méthodiquement conduites. Comme nous nous sommes, pour notre part, plus particulièrement occupé de l'anatomie microscopique de la moelle épinière, du bulbe et de la protubérance, nous donnerons ici la série complète des manipulations exigées par cet ordre de recherches.

Les centres nerveux sur lesquels nous avons pratiqué des coupes microscopiques ont toujours été durcis par le bichromate de potasse et par l'acide chromique : des fragments, comprenant tout le bulbe ou toute la protubérance, étaient placés, immédiatement après leur extraction, dans la liqueur de Müller (bichromate de potasse : 25 ; eau : 1,000) ; le liquide était renouvelé au bout de vingt-quatre heures, puis au bout de trois ou quatre jours. Après un séjour de deux à trois semaines dans la liqueur de Müller, les pièces étaient placées dans une solution d'acide chromique à 3 p. 1,000, et y séjournaient au moins deux mois : il faut avoir soin de renouveler la solution chromique d'abord tous les deux jours, pendant la première semaine, puis seulement tous les huit jours. Vers le milieu du second mois de séjour dans la solution chromique, il devient inutile de renouveler celle-ci, et les pièces, placées dans un flacon bien bouché (avec quelques fragments de camphre pour empêcher le développement des moisissures), peuvent se conserver indéfiniment : elles sont d'autant meilleures qu'elles sont plus anciennes ; du moins nous avons pratiqué les meilleures coupes sur des pièces qui avaient séjourné depuis dix-huit mois dans la solution chromique.

Il est un procédé qui permet de durcir plus promptement, et qui donne des pièces d'une consistance singulièrement homogène, sans aucune fragilité ; mais il ne doit être employé que pour les coupes d'ensemble, car il altère légèrement la forme des éléments anatomiques ; encore cette altération a-t-elle parfois des avantages, puisqu'elle se traduit simplement par un gonflement des cellules nerveuses et des cylindres-axes, qui deviennent ainsi plus apparents. Ce procédé consiste à plonger tout d'abord les pièces dans un mélange par parties égales d'acide acétique (du commerce) et de glycérine : au bout de vingt-quatre heures on place la pièce dans la liqueur de Müller, puis, quarante-huit heures après, dans l'acide chromique : cette dernière solution est renouvelée une ou deux fois, et, au bout de huit à dix jours, la masse nerveuse présente, dans toute son épaisseur, la consistance la plus favorable à la pratique des coupes. Ce procédé est très-avantageux pour les encéphales de petite dimension, pour l'encéphale du rat, de la chauve-souris, par exemple ; il dispense en effet d'extraire les masses nerveuses de la boîte crânienne : il suffit d'ouvrir celle-ci, d'en enlever la calotte, et de plonger la pièce ainsi simplement préparée dans le mélange acéto-glycérique : lorsque après durcissement on veut pratiquer les coupes, on peut ou bien extraire l'encéphale, qui forme une masse homogène suffisamment élastique pour se prêter à cette opération, ou bien pratiquer les coupes sur la pièce entière, les parois crâniennes, décalcifiées, ne résistant au rasoir que comme du tissu cartilagineux (1).

Enfin nous avons même obtenu d'excellents résultats en plongeant les pièces : 1° dans de l'eau fortement acidulée d'acide azotique (5 à 6 d'acide pour 100 d'eau) ; huit jours de macération dans ce liquide ; 2° dans la liqueur de Müller ; cette solution de bichromate de potasse pénètre facilement les pièces les plus volumineuses ; au contact des tissus imprégnés de solution azotique, le chromate se décompose en donnant naissance à de l'acide chronique libre : on renouvelle tous les jours (pendant une semaine) le bain de liqueur de Müller ; après

____

(1) Voy. Mathias Duval, *Recherches sur l'origine réelle des nerfs crâniens (Journ. de l'anatomie et de la physiologie* de Ch. Robin et Pouchet, 1876, 1877 et 1878).

ce temps, la pièce, suffisamment durcie, est conservée dans une solution d'acide chromique
(3 p. 100). Le procédé est surtout précieux
pour durcir une pièce volumineuse, qui, par
tout autre manière d'agir, ne saurait être pé-
nétrée profondément par le liquide durcissant :
il nous a donné de bons résultats pour durcir
un hémisphère cérébral d'homme, ou la masse
entière d'un encéphale de singe, de chien, de
chat, etc.

Lorsqu'on veut pratiquer des coupes sur une
pièce durcie par l'un des procédés précédents et
ayant séjourné pendant un temps suffisant dans
l'acide chromique, on commence par plonger
cette pièce pendant six ou huit jours dans l'alcool à 36°. Un séjour plus prolongé dans l'alcool
a souvent pour effet de rendre les éléments anatomiques moins propres à se colorer par le carmin ;
un séjour moins prolongé ne produirait pas l'effet
que l'on se propose d'obtenir par cette immersion. Voici quel est cet effet : les coupes devant
être montées dans la résine du Canada, ou dans
le dammar, devront être préparées par une
immersion successive dans l'alcool ordinaire,
puis dans l'alcool absolu : or, si la pièce n'a
pas antérieurement séjourné quelque temps

dans l'alcool, les coupes, au premier contact
de ce liquide, et surtout de l'alcool absolu,
sont ridées, et il est impossible de les monter
d'une manière bien régulière ; il se produit des
plis, des dispositions godronnées, des déchi-
rures, qui, outre l'inconvénient minime de
nuire à la beauté générale de la préparation,
peuvent porter sur des points importants à étudier avec soin et en rendre l'examen difficile.

Après une semaine de séjour dans l'alcool
ordinaire, la pièce est disposée pour être placée
dans le microtome : à cet effet la pièce est
plongée dans l'eau pendant quelques heures,
puis dans une solution très-épaisse de gomme,
mêlée à un volume égal de glycérine. En même
temps on prend un bâton de moelle de sureau,
que l'on découpe en une longue bande ; c'est-à-
dire que, plaçant un rasoir parallèlement à
l'axe du bâton de sureau, on détache de celui-
ci une couche mince comme une feuille de fort
papier, par une manœuvre facile à indiquer
en disant qu'on fait avec le rasoir et le papier
la même chose qu'avec un couteau et un fruit
que l'on pèle. On peut ainsi débiter tout un bâton de sureau en une longue bande que l'on
étale sur la table et sur laquelle on place, à

l'aide d'un pinceau, une forte couche du mélange de solution gommeuse et de glycérine : la pièce (fragment de moelle épinière, de bulbe, etc.), plongée depuis quelques minutes dans le même mélange, en est retirée et placée sur la feuille de moelle de sureau : elle est alors roulée dans celle-ci, à peu près, qu'on nous permette l'expression, comme le tabac dans le papier de la cigarette, puis légèrement ficelée avec un fil. La pièce ainsi emmaillottée est finalement plongée dans l'alcool ordinaire.

Au bout de quelques heures la gomme est coagulée par le contact de l'alcool, et la pièce, emprisonnée dans son maillot de sureau et de gomme solide, forme une masse cylindrique qui peut supporter toutes les manipulations possibles sans aucun danger de fragmentation. Elle est donc introduite dans la cavité du *microtome*, et l'on place entre elle et les parois de cette cavité des bâtonnets de moelle de sureau, bâtonnets bien secs, que l'on comprime entre les doigts, pour réduire considérablement leur volume (leur épaisseur) et en introduire le plus grand nombre possible, de manière à bien caler la pièce. On verse alors de l'alcool ordinaire dans la cavité du microtome ainsi remplie : le sureau sec et tassé s'imbibe d'alcool et se dilate : il en résulte que la pièce se trouve fixée d'une manière absolue, plus absolue que par tous les procédés généralement employés, et notamment que par l'usage de paraffine fondue et coulée dans le microtome.

Quant au microtome employé, nous avons

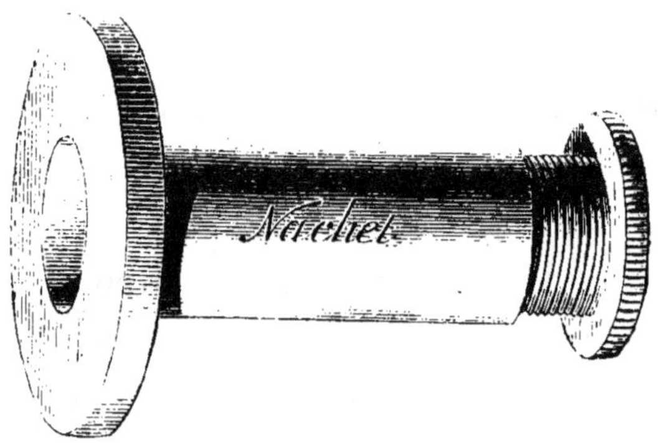

Fig. 43. — Microtome.

précédemment (page 183) donné à ce sujet tous les détails nécessaires, et insisté sur l'avantage d'adopter le type le plus simple : nous dirons donc seulement que nous nous servons du *microtome* que fabrique M. Nachet (en cuivre nickelisé), et qui se compose simplement d'un cylindre plein, montant à l'aide d'un pas de vis dans un cylindre vide, lequel est terminé à sa partie libre et supérieure par un plateau ; seulement, comme il est bon d'avoir à sa disposition des microtomes dont la cavité soit à peu près en rapport avec les dimensions des pièces, avec l'étendue des coupes que l'on veut pratiquer, nous avons prié M. Nachet de nous faire construire une série de microtomes dont le calibre va successivement en croissant: le petit modèle, représenté ici (fig. 43), est employé pour recevoir les moelles d'homme, de bœuf, et les bulbes de chien, de chat, etc. ; un modèle plus fort (calibre intérieur, 3 cent. de diamètre) est pour le bulbe humain ; un troisième type (4 ou 6 cent. de diamètre intérieur) permet de comprendre en une seule préparation toute la protubérance annulaire de l'homme, avec les tubercules quadrijumeaux et les pédoncules cérébelleux moyens ; et enfin le plus grand modèle que nous ayons employé jusqu'ici (8 c. de diamètre) permet de faire des coupes de la totalité d'un encéphale de singe, et de la plus grande partie (masses centrales) d'un hémisphère humain.

La pièce étant installée, de la manière sus-indiquée, dans le microtome correspondant à ses dimensions transversales, on tourne le bouton qui termine le cylindre plein, de manière à faire monter la pièce et à l'amener à affleurer le niveau du plateau qui termine le cylindre creux : avec le rasoir on pratique deux ou trois coupes destinées à régulariser la surface de section de la pièce, c'est-à-dire à faire que cette surface, dans toute son étendue, ne fasse qu'un seul et même plan avec le plan du plateau du microtome, et dès lors on peut procéder à de bonnes coupes, bien régulières et propres à l'étude. Mais, avant d'indiquer la manière de faire, de recueillir et de traiter ces coupes, qu'il nous soit permis de dire un mot du rasoir. Nous voulons seulement insister sur ce fait que les rasoirs à lame parfaitement plate d'un côté, rasoirs qu'on a beaucoup vantés dans ces dernières années, sont peu favorables à la pratique des coupes avec le microtome : il est impossible de les conduire d'une manière régulière sur le plateau du microtome, parce que leur surface plane adhère trop sur ce plateau, mouillé d'alcool (comme nous le dirons plus loin), et que les moindres parcelles de sureau, de gomme, ou de tissus nerveux, qui restent sur le plateau, entravent la marche de l'instrument et le font osciller. Il faut alors se servir du rasoir en plaçant sur le plateau du microtome non pas le côté plat, mais le côté évidé de la lame. Dans ces circonstances autant vaut choisir tout d'abord un rasoir de forme ordinaire, c'est-à-dire évidé sur le plat, des deux côtés, de telle sorte qu'il ne s'applique sur le plateau du microtome que par le dos, d'une part, et par la partie tranchante d'autre part.

Pour pratiquer les coupes, on imprime au bouton du microtome un mouvement de rotation qui fait légèrement monter la pièce au-dessus du plateau ; toute l'épaisseur qui dépasse ce plateau sera enlevée par le rasoir, et constituera l'épaisseur de la coupe obtenue. Il est donc facile de préciser, d'après l'étendue du mouvement de rotation du bouton, l'épaisseur donnée à la coupe. Ainsi la largeur du pas de vis de nos microtomes de moyen calibre étant d'environ 1/2 millimètre, comme nous ne faisons décrire au bouton, d'une coupe à l'autre, qu'un déplacement angulaire de 1/18 de circonférence, nous pouvons conclure que nos coupes les plus minces ont environ une épaisseur de 1/36 de millimètre : cette épaisseur est parfaitement uniforme dans tous les points.

Lorsque la surface de la pièce, toujours humectée d'alcool, a été amenée au point d'affleurement nécessaire pour une bonne coupe, on pratique celle-ci à l'aide du rasoir, dont la lame a reçu, sur sa face supérieure, quelques gouttes d'alcool. Nous n'insisterons pas ici sur ce manuel opératoire : tous ceux qui ont pratiqué des sections microscopiques savent que la surface du rasoir employé doit être mouillée d'un liquide qui permette à la coupe de glisser sur la face supérieure de la lame, de façon que les parties déjà sectionnées ne se dissocient pas à mesure que l'instrument tranchant pénètre plus loin ; ils savent aussi que, de tous les liquides, l'alcool est un de ceux qui mouillent le plus régulièrement la lame d'acier.

Par contre nous insisterons sur la nécessité de pratiquer un nombre presque indéfini de coupes, se succédant sans interruption, c'est-à-dire de telle manière qu'un segment donné de l'axe cérébro-spinal, du bulbe par exemple, se trouve débité en une série de coupes fines, sans aucune perte de substance. C'est ce que nous avons essayé de réaliser dans nos recherches, et c'est à cette méthode que nous devons le caractère essentiellement démonstratif de nos collections de préparations. Nous nous sommes donné pour règle d'arriver au résultat suivant : une longueur de 1 millimètre de bulbe humain sera débitée en trente-six coupes (dont chacune a 1/36 de millimètre). Ces coupes sont reçuse à part dans des godets numérotés : on peut en recevoir de trois à quatre dans chaque godet, parce qu'il n'y a pas de différence bien sensible dans l'organisation de segments aussi peu distants les uns des autres ; mais toujours est-il qu'avec des préparations régulièrement échelonnées à une aussi minime distance, il est impossible de laisser échapper les moindres éléments de transition dans l'organisation des étages successifs de l'isthme de l'encéphale, région si importante et à métamorphoses si brusques, que peu d'auteurs nous paraissent jusqu'à ce jour en avoir saisi les phases rapides et compliquées.

Parmi les travaux d'une importance capitale sur l'anatomie microscopique de ces régions, il faut avant tout citer les belles planches et les descriptions de Stilling. Or nous avons eu maintes fois à faire remarquer que si ces planches sont souvent irréprochables, il n'en est pas de même de leur interprétation, l'auteur attribuant à tel nerf un noyau qui appartient à tel autre ; c'est que les connexions ne peuvent être saisies que si elles sont suivies sur un nombre de coupes se succédant régulièrement, sans interruption ; de ce qu'un noyau ou amas de cellules nerveuses se trouve placé dans un certain étage du bulbe ou de la protubérance en un point où il semble faire suite à un faisceau radiculaire observé dans un point analogue sur des coupes pratiquées à un étage différent et peu éloigné, on n'en saurait conclure que ce faisceau provient de ce noyau, si on ne possède toutes les coupes intermédiaires propres à montrer les détails intimes et successifs de cette connexion supposée.

Les coupes longitudinales, ou pratiquées selon différents plans obliques, sont toujours utiles pour permettre d'embrasser en une seule vue des dispositions générales importantes ; mais elles deviennent beaucoup moins nécessaires, et ne sont jamais indispensables, du moment que l'on possède la série complète de coupes perpendiculaires à l'axe, lesquelles permettent de suivre d'une manière pour ainsi dire mathématique, et de reconstruire comme par les procédés de géométrie descriptive, le trajet de faisceaux qu'on ne perd jamais de vue.

Nous avons indiqué précédemment l'emploi des réactifs colorants et la manière de conserver les coupes colorées (voy. pag. 216,225,249). Pour bien préciser ici la succession et la durée de ces diverses opérations, nous dirons seulement que ces coupes, reçues dans des godets numérotés et pleins d'eau, restent dans ces mêmes godets jusqu'à ce qu'elles soient montées, c'est-à-dire qu'elles ne sont jamais mêlées les unes aux autres ; l'eau du godet est remplacée par une solution de carmin;au bout de vingt-quatre heures, celle-ci est remplacée par de l'eau légèrement acidulée (acide acétique), à laquelle on substitue immédiatement de l'alcool ordinaire, puis au bout de quelques heures de l'alcool absolu.Dans ce dernier milieu les coupes sont complétement privées d'eau,et l'on peut au bout de dix minutes remplacer l'alcool absolu par de l'essence de térébenthine rectifiée. Les coupes ainsi préparées sont montées dans la térébenthine du Canada (rendue liquide par l'addition de chloroforme), ou dans la résine de dammar.

Cependant il est bon de conserver quelques préparations dans la glycérine : à cet effet, lorsque les pièces ont subi l'action colorante du carmin, et que celui-ci a été fixé par l'action de l'eau acidulée, on prend dans ce dernier bain quelques coupes que l'on fait, à l'aide d'un pinceau, glisser sur la plaque de verre, où elles sont alors montées dans une goutte de glycérine. Ces pièces, moins transparentes que celles qui seront montées dans la térébenthine du Canada, après action de l'alcool, présentent cependant de grands avantages pour l'examen de l'ensemble de la substance grise, dont les tractus, dans les parties réticulées du bulbe, se présentent d'une manière très-tranchée, avec de faibles grossissements, et laissent parfaitement saisir leurs diverses connexions.

CHAPITRE III

DES COUPES D'EMBRYONS.

Les questions délicates d'embryologie ne peuvent être élucidées que par l'étude de séries de coupes faites sur des embryons de différents âges; pour les premières phases du développement des organes, l'embryon d'oiseau est surtout utile, vu la facilité avec laquelle les incubations artificielles nous permettent de nous procurer les sujets d'observation. Pour les phases ultérieures nous disposons à la fois des embryons d'oiseaux et des embryons de mammifères, qu'il est facile de se procurer dans les abattoirs, surtout vers les mois de novembre, décembre et janvier.

La manière de traiter les pièces pour la pratique des coupes diffère, selon qu'on opère sur des embryons très-jeunes, ou sur des embryons présentant déjà un corps bien délimité et séparable de ses annexes. Nous bornant ici à indiquer le manuel opératoire des recherches faites sur l'embryon de poule, nous dirons qu'il faut, relativement à l'âge, c'est-à-dire au mode de préparation, classer ces embryons en deux groupes : 1° ceux qui n'ont pas dépassé le quatrième jour de l'incubation ; 2° ceux qui sont arrivés au delà de ce quatrième jour.

A. — Les embryons pris au delà du quatrième jour doivent être durcis par l'acide chromique, puis l'alcool, et montés et débités en coupes, absolument comme les fragments du système nerveux central, dont il a été précédemment question.

B. — Pour les embryons pris dans le courant des quatre premiers jours de l'incubation, nous avons employé une méthode qui se résume dans la formule suivante : *durcissement par l'acide osmique et coloration en masse*, et dont voici le développement (1) : l'œuf étant ouvert sur une étendue circulaire un peu plus large qu'une pièce de 2 fr., on dépose sur l'embryon

(1) Voy. Mathias Duval, *Études sur l'origine de l'allantoïde chez le poulet* (avec 2 planches. Paris, 1877. Extrait de la *Revue des sciences naturelles*, t. VI, sept. 1877).

(qui à cette époque n'est pas fixé et vient toujours se présenter au point où on ouvre l'œuf) quelques gouttes d'une solution concentrée d'acide osmique (procédé de G. Pouchet) ; aussitôt que l'aire touchée par cette solution commence à virer franchement au noir, ce qui a lieu au bout de 30 à 60 secondes, l'œuf est plongé dans un cristallisoir plein d'eau distillée, et avec de fins ciseaux on découpe circulairement l'aire vasculaire, dans le centre de laquelle est l'embryon ; cette opération est très-facile, car, par l'acide osmique, le blastoderme est devenu ferme et se laisse couper aux ciseaux comme une feuille de papier (un peu fragile cependant).

Le petit disque ainsi obtenu peut être monté entre lame et lamelle, dans la glycérine, ou mieux au baume du Canada (après déshydratation, voy. pag. 248), et il constitue alors une excellente préparation pour l'étude des formes extérieures, c'est-à-dire pour l'examen des premiers plissements qui circonscrivent, sur le blastoderme, la *ligne primitive*, le *capuchon céphalique*, et même pour la formation du cœur et des trois vésicules cérébrales primitives. Mais, pour la pratique de bonnes coupes, il faut faire subir de nouvelles opérations au fragment de blastoderme traité par l'acide osmique.

Pour achever le durcissement, on place le petit disque mince ainsi obtenu dans de l'alcool à 40°, et on l'y laisse une heure ou deux; on le lave ensuite à l'eau pour enlever tout l'alcool, puis on le dépose dans une solution de picro-carmin. Ce liquide colorant pénètre et colore en vingt-quatre heures le blastoderme et l'embryon dans toute leur épaisseur; il n'y a plus alors qu'à monter la pièce à la gomme, en l'orientant soigneusement (pour faire des coupes bien perpendiculaires à l'axe de l'embryon, ou du moins à l'axe de la partie postérieure de son corps) entre deux lames de sureau, selon les procédés aujourd'hui classiques. Nous recommanderons cependant, de préférence à la gomme, l'emploi du collodion, substance trop négligée en histologie, et qui n'a encore, à notre connaissance, été employée, pour fixer des pièces, que par le Dr Latteux pour faire des coupes de poils ou cheveux.

Les coupes que l'on pratique alors sont colorées d'avance, ainsi qu'il résulte des opérations précédentes, et peuvent être immédiatement montées à la glycérine ou au baume du Canada.

Nous devons faire remarquer encore que si,
après coloration en masse par le carmin, on ne
pouvait procéder immédiatement aux coupes,
il faudrait, pour que la pièce ne devienne pas
friable et impraticable, la conserver dans de la
glycérine ; par ce procédé, nous avons pu faire
nos coupes sur des embryons qui avaient subi
un mois auparavant le durcissement par l'acide
osmique. Ce détail est précieux, car tous les
auteurs déplorent que l'usage de l'acide osmique rende nécessaire la pratique immédiate des
coupes, vu l'extrême fragilité qu'acquièrent par
le temps les pièces ainsi durcies ; la glycérine
nous a paru mettre complétement à l'abri de
cet inconvénient.

FIN

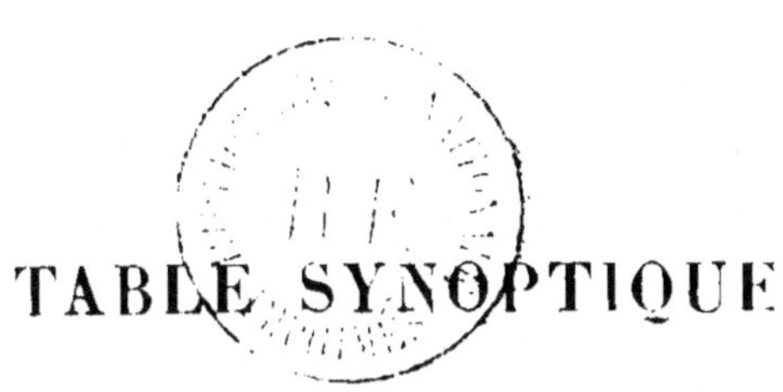

TABLE SYNOPTIQUE

PREMIÈRE PARTIE

LE MICROSCOPE ET LES APPAREILS ANNEXES ET
LEUR MANIEMENT.

DEUXIÈME PARTIE

MANIPULATIONS HISTOLOGIQUES.

CHAPITRE I. — Étude élémentaire de la structure des tissus

TROISIÈME PARTIE

TECHNIQUE APPLIQUÉE.

FIN DE LA TABLE SYNOPTIQUE.

TABLE ALPHABÉTIQUE

FIN DE LA TABLE ALPHABÉTIQUE.

3409-78. — CORBEIL. Typ. et stér. de CRÉTÉ.